GENTLEMEN'S SQUAD

What a Night

Drucie Anne Taylor

DIESES BUCH

Abigail

Ein einziger Moment nahm mir alles, was mir wichtig war. Meinen Mann, meine Karriere und meinen Lebenswillen. Ich verkrieche mich in meiner Wohnung und verfluche jenen schicksalhaften Abend im August, der alles auf den Kopf stellte. Mein einziger Halt ist meine Schwester, die mir hilft, wo sie nur kann.

Plötzlich taucht mein neuer Nachbar auf. Er ist so attraktiv, wie er aufdringlich ist. Aber warum fühle ich mich auf eigenartige Weise zu ihm hingezogen?

Ethan

Eine neue Stadt, eine neue Anstellung, ein neues Leben. Das ist es, was mich in New Orleans erwartet. Nachdem meine Ex mich aus unserer gemeinsamen Wohnung geworfen hat, habe ich meine sieben Sachen gepackt, um in New Orleans Fuß zu fassen. An dem Tag, an dem mein Bruder und ich meine Sachen in mein Apartment schaffen, sehe ich sie zum ersten Mal. Abigail Hudson, meine Nachbarin. Eine Frau, die geheimnisvoller nicht sein könnte, und mein Interesse vom ersten Moment an weckt. Was hat sie nur zu verbergen?

Können zwei verletzte Seelen einander heilen?

Für Daniela,
Meine große kleine Schwester, die immer für mich da ist, wenn ich sie brauche, obwohl sie so unglaublich weit weg wohnt.
Für Annina,
Meine wundervolle Nichte und Lieblingsdiva
und für jeden, der sich zurück ins Leben gekämpft hat.

Das Leben ist schön und wir sollten es genießen, denn wir haben nur dieses eine.

ETHAN

»Wohin damit?«, fragt mein Bruder, als er eine weitere Kiste aus dem U-Haul Wagen, in dem all mein Besitz ist, holt. »In die Wohnung oder in den Keller?«

Ich werfe einen Blick darauf. »Da steht deutlich Wohnzimmer. Wenn etwas in den Keller gehört, steht's auf dem Karton, du musst mich nicht alle paar Minuten fragen.«

»Ist ja gut, ich will nur sichergehen, dass ich nichts falsch unterbringe.«

»Na sicher«, entgegne ich grinsend, hebe den Schwingsessel hoch und trage ihn ins Haus. Ein Jobangebot, das mir sehr gelegen kam, hat mich in die Stadt verschlagen. Mein Bruder, der seit Jahren hier lebt, ist froh darüber, denn wir beide sind bei Pflegeeltern aufgewachsen, nachdem unsere Eltern bei einem schweren Verkehrsunfall umgekommen sind. Als ich den Sessel ins Treppenhaus geschafft habe, sehe ich eine Frau an den Briefkästen. »Hi, wohnst du hier?«

Mit aufgerissenen Augen schaut sie zu mir, dann schließt sie ihren Briefkasten zu und wendet sich ohne ein Wort von mir ab.

»Sorry, ich wollte dich nicht erschrecken. Mein Name ist Ethan, ich bin der neue Mieter in der zweiten Etage!«, rufe ich ihr hinterher, doch sie ist schon zur Treppe verschwunden. Ich lasse den Sessel vor der geschlossenen Fahrstuhltür stehen und folge ihr. »Miss?«

Ihre Schritte werden schneller.

»Warte doch!«

Eine Tür knallt.

Seufzend bleibe ich stehen. Was ich sah, hat mich umgehauen, aber sie sah aus, als hätte ich sie erschreckt.

»Ethan?«, ruft Caden fragend, doch es schallt durchs gesamte Treppenhaus.

»Komme!« Ich mache mich auf den Weg zu ihm und schaue in sein fragendes Gesicht.

»Warum läufst du ohne Sessel hoch?«

»Ich wollte mich einer Nachbarin vorstellen, aber sie ist abgehauen«, erkläre ich und schaue auf die Apartmentnummer des Briefkastens, vor dem sie stand. 2B – Hudson.

Caden lacht. »Hast du wieder erfolgreich eine Frau vertrieben?«

»Ich glaube mehr, dass sie sich vor mir erschreckt hat.«

»Ich erschrecke mich auch jedes Mal vor deinem Gesicht«, foppt er mich.

Kopfschüttelnd aber lächelnd gehe ich an ihm vorbei. »Lass uns die restlichen Sachen nach oben schaffen.«

»Alles klar.«

»Danach ordere ich Pizza, Bier steht oben im Kühlschrank.«

»Wird immer besser«, sagt mein Bruder gut gelaunt.

***

Nachdem wir die letzten Kisten in meine neue Wohnung getragen haben, baut mein Bruder das Entertainment System auf. Die meisten Möbel hatten wir bereits aufgebaut, da Kendra mir bloß meinen Sessel gelassen hat. Alle anderen Möbel hat sie nach unserer Trennung für sich beansprucht. Heute haben wir die ganzen Kartons und jenen Schwingsessel in meine Wohnung gebracht. In den letzten Tagen, die ich schon hier verbracht habe, kam es mir seltsam leer vor, da ich kaum etwas hier hatte, bis auf die neuen Möbel und ein paar Lampen. Während er beschäftigt ist, gehe ich mit dem Handy auf den Flur, um in aller Ruhe die Pizza zu bestellen, statt sein Fluchen zu hören. Mein Blick schweift durch den langen Gang. Die Frau, die ich vorhin im Eingangsbereich gesehen habe, wohnt in Apartment 2B, ich in 2D schräg gegenüber. Ich weiß nicht, ob ich bei ihr klopfen und mich vorstellen soll. Was kann schon schiefgehen? Nichts.

Nachdem ich die Pizzas bestellt habe, gehe ich an die Tür von Ms. Hudson und klopfe.

Einen Moment später höre ich, dass die Kette vorgelegt wird. Sie öffnet die Wohnungstür einen Spalt breit. »Wer sind Sie?«, fragt sie leise, beinahe schüchtern.

»Hi, mein Name ist Ethan Walker, ich bin schräg gegenüber eingezogen und wollte mich vorstellen, Ms. …«

»Hudson. Mrs. Abigail Hudson.«

»Ist Ihr Mann vielleicht zu Hause? Dann könnte ich mich ihm auch vorstellen«, erkundige ich mich.

Sie schüttelt den Kopf. »Mein Mann ist nicht zu Hause.«

»Wann kommt er denn?«

»Das kann ich Ihnen nicht sagen.« Sie zeigt mir bloß eine Gesichtshälfte, aber was ich sehe, gefällt mir außerordentlich gut. Sie hat weiche Gesichtszüge, volle Lippen, denke ich, und grüne Augen. Ihr Haar ist lang und dunkelbraun.

»Oh, ist er verreist?«

»Lassen Sie mich bitte in Ruhe, Mr. Walker.« Dann schließt sie die Tür.

Ich klopfe noch einmal.

»Was wollen Sie noch?«

»Es tut mir leid, wenn ich im Treppenhaus zu aufdringlich war, Mrs. Hudson, ich wollte mich Ihnen wirklich nur vorstellen.«

»Schon okay.«

»Wenn Sie irgendwas brauchen, ich wohne in Apartment 2D.«

»Gehen Sie einfach, Mr. Walker.«

Mit einem resignierten Seufzen wende ich mich von der Tür ab. War ich vielleicht zu aufdringlich? Abigail muss in meinem Alter sein, aber warum ist sie so schüchtern? Nachdenklich gehe ich zurück in mein Apartment. »Die Pizza kommt gleich«, lasse ich meinen Bruder wissen.

»Alles klar, was hast du bestellt?«

»Salami, Thunfisch, Schinken und Funghi«, erwidere ich.

»Auf einer Pizza?«

»Nein, insgesamt drei Pizzas. Eine mit Salami, eine mit Thunfisch und eine mit Schinken und Pilzen«, entgegne ich.

»Und warum bist du auf den Flur gegangen?«

Ich setze mich in meinen Sessel und schnappe mir die Gitarre, die ich vorhin beim Auspacken dagegen gelehnt habe. Während meine Fingerspitzen die Saiten streifen, um sie schwingen zu lassen, sehe ich ihn an. »Ich habe mich bei der Frau, die ich vorhin im Treppenhaus erschreckt habe, vorgestellt.«

»Und?«

»Sie hat mich gebeten, sie in Ruhe zu lassen«, sage ich schulterzuckend.

»Aber das wirst du nicht?«, hakt Caden nach.

»Doch, denke schon. Sie ist zwar hübsch, aber unglaublich schüchtern … und verheiratet.«

»Dann solltest du sie wirklich besser in Frieden lassen.«

»Warum ist eine verheiratete Frau so schüchtern?«

Caden stellt den Plattenspieler auf den Stereoturm und schaut mich nachdenklich an. »Vielleicht schlägt ihr Mann sie.«

»Daran dachte ich auch, aber sie sagte, dass er nicht da ist und sie nicht sagen kann, wann er nach Hause kommt.«

Mein Bruder nickt. »Oder sie ist von Natur aus immun gegen deinen Charme.« Anschließend grinst er mich an, kommt zu mir und zerzaust meine Haare.

»Alter!«, stoße ich aus, dabei entziehe ich ihm meinen Kopf. »Lass die Finger von meiner Frisur.«

»Wie ich immer sage, du wärst besser ein Mädchen geworden.«

Daraufhin verdrehe ich die Augen und lehne mich zurück, die Gitarre stelle ich an die Seite des Sessels gelehnt ab. »Vielleicht kann ich sie zum Essen einladen.«

»Ich bezweifle, dass sie zusagen wird, nachdem sie dich gebeten hat, sie in Frieden zu lassen«, meint Caden überzeugt.

»Du weißt, wie ehrgeizig ich bin, wenn ich mir etwas in den Kopf gesetzt habe«, merke ich an.

Mein Bruder verdreht die Augen. Er ist älter als ich und hat ein wenig die Rolle unseres Vaters übernommen, obwohl ich das bei drei Jahren Altersunterschied nie sonderlich ernstnehmen konnte. »Eher hartnäckig.«

Amüsiert grinse ich ihn an.

ABIGAIL

Dieser Mann war nett, aber ich habe mich vorhin so vor ihm erschreckt, dass ich Reißaus genommen habe. Ich will niemanden im Haus kennen, denn ich verlasse meine Wohnung sowieso nur im äußersten Notfall, oder wenn ich Alex im Krankenhaus besuche. Seit dem Unfall in jener Nacht habe ich Angst, vor die Tür zu gehen, weshalb ich immer auf Cleo, meine ältere Schwester, angewiesen bin. Sie bringt mich in die Klinik, fährt für mich einkaufen, und erledigt auch sonst alles für mich.

Ich sitze an meinem Klavier und lasse meine Finger über die Tasten gleiten, doch spiele ich sie nicht. Seit Jahren habe ich dem Instrument keine Klänge mehr entlockt, denn wann immer ich mich auf diesen Hocker setze, sehe ich Alex vor mir. Alex, der seit Jahren im Koma liegt, aber einfach nicht aufwachen will. Er sei hirntot, sagte man mir, doch ich kann die Maschinen nicht einfach abschalten lassen. Es ist egoistisch, das weiß ich, aber ich will nicht, dass er mich verlässt. Ohne ihn bin ich allein. Tagtäglich vermisse ich ihn, allerdings weine ich nicht mehr. Cleo ist der Meinung, dass ich mich von ihm lösen muss, ihn gehen lassen, aber das kann ich einfach nicht. Früher haben wir gemeinsam gespielt, er sein Saxophon, ich das Klavier. Meine Schwester filmte uns sogar dabei und immer wieder sehe ich mir diese Aufnahmen an. Sie zeigen mich in glücklicheren Zeiten. Wir beide haben viel zu schnell und viel zu früh geheiratet, aber wir waren immer glücklich. Manchmal hatten wir kaum Geld, weil meine Aufträge ausblieben und er auch keine Auftritte mit seiner Band hatte, doch dann folgte der Durchbruch für uns beide. Ich wurde immer öfter als Model gebucht, seine Band immer öfter für Bars, Feste und am Ende sogar für Konzerte. Die Jungs wollten die Gruppe auflösen, doch ich bat sie, weiterzumachen, denn Alex hätte nicht gewollt, dass sie aufgeben. In der Band spielte er Gitarre, obwohl er sein Saxophon über alles geliebt hat. Es steht immer noch hier, ich putze es jede Woche, genauso wie die Gitarre, doch die Saiten sind inzwischen gerissen, weil Cleo sie einmal zum Schwingen bringen wollte. Ich kann mich nicht von seinen Instrumenten trennen, mir kommt es so vor, als wäre ich durch sie mit ihm verbunden. Durch die Musik haben wir uns kennengelernt, ich war bei der Gründung des Gentlemen's Squad dabei und bin Ehrenmitglied, aber seit jenem Abend habe ich mich nicht mehr mit den Jungs getroffen. Sie hätten Alex nicht animieren dürfen, immer mehr zu trinken.

Es klopft erneut an der Tür. Irritiert schaue ich dorthin, erhebe mich vom Klavierhocker und gehe rüber. Ein Blick durch den Spion verrät mir, dass mein neuer Nachbar einen weiteren Versuch, mich zu bedrängen, wagen will. »Ich sagte doch, dass Sie mich in Ruhe lassen sollen.«

»Ich habe nur eine Frage, Mrs. Hudson.«

»Stellen Sie sie.«

»Könnten Sie mir vielleicht zwei Teller und einen Pizzaschneider leihen?«

Ich seufze schwer, dann öffne ich die Tür. »Einen Pizzaschneider besitze ich nicht, aber ich weiß, dass die Pizzas hier geschnitten geliefert werden.«

Er lächelt mich an. »Und was ist mit den Tellern?«

»Ich gebe Ihnen Brettchen, warten Sie.« Statt ihn hereinzulassen, schließe ich die Wohnungstür vor seiner Nase, obwohl er einen Schritt auf mich zu gemacht hat, und gehe in die offene Küche. Ich hole zwei runde Holzbrettchen aus dem Schrank und laufe zurück. »Ich denke, die sind besser.« Anschließend überlasse ich sie ihm.

»Mein Bruder und ich haben ziemlich viel Pizza bestellt, möchten Sie vielleicht auch ein Stück?«

Ich schüttle den Kopf. »Nein, aber danke.«

»Dann vielleicht ein Glas Wein?«

Wein. Wein war daran schuld, dass Alex und ich diesen Unfall hatten. Ich hatte ihn beschworen, mich fahren zu lassen, weil er viel zu viel getrunken hatte, aber er wollte selbst hinters Steuer. Wenig später hatten wir in der Nähe des Bayou einen schweren Autounfall.

»Mrs. Hudson?«

Blinzelnd hebe ich den Blick wieder und sehe in Mr. Walkers blaue Augen. »Auch das muss ich ablehnen, dennoch danke.«

»Dann kommen Sie morgen zum Abendessen. Ich möchte mich erkenntlich zeigen, weil Sie mir ausgeholfen haben«, sagt er und ich habe den Eindruck, dass er keinen Widerspruch zulässt.

»Mr. Walker, ich danke Ihnen für die Einladung, aber nein, ich möchte einfach meine Ruhe haben.«

Jemand lacht, doch sehe ich ihn nicht. »Komm schon, Ethan, ein weiterer Korb wird dein Ego zerstören.«

Da ich die Tür nur so weit geöffnet habe, dass ich ihn ansehen kann, schaue ich nicht auf dem Flur nach, wer dort sonst noch steht.

»Mrs. Hudson, bitte. Ich bin normalerweise nicht so verzweifelt, dass ich jemanden überrede, mit mir zu Abend zu essen, aber ich bin neu in der Stadt und kenne nur meinen Bruder, der mich gerade so herzlich ausgelacht hat. Sie würden mir einen großen Gefallen tun.«

»Nein«, wiederhole ich entschieden und drücke die Tür zu. »Die Brettchen können Sie mir gespült vor die Tür legen!«, lasse ich ihn wissen, während ich abschließe.

Ich höre, dass er seufzt.

»Lass die Frau einfach in Ruhe, sie ist verheiratet.«

»Aber sie trägt keinen Ring. Ich kann mir nicht vorstellen, dass sie wirklich verheiratet ist«, vernehme ich Ethan Walkers Stimme.

»Nicht jeder trägt einen Ehering, Bruder, und jetzt komm, ich habe Hunger, aber du willst ja nicht, dass ich die Pizza direkt aus dem Karton heraus esse.«

Ich schnaube amüsiert. Irgendwie erinnern mich die beiden an Cleo und mich. Kopfschüttelnd vertreibe ich den Gedanken daran, dass ich meinem neuen Nachbarn vielleicht Unrecht getan habe, und setze mich dann auf die Couch. Ich schalte den Fernseher ein, bleibe auf einem Jazzsender hängen und lege mich hin. Das wird meine düsteren Gedanken vertreiben und mich einmal mehr in den Schlaf wiegen.

***

ETHAN

Drei Tage und ich habe Abigail nicht mehr gesehen. Immer wieder habe ich auf den Flur geschaut, wenn ich Schritte gehört habe, doch nichts. Sie scheint ihre Wohnung kaum zu verlassen.

Wieder ertönen Schritte, weshalb ich mir ein paar Kartons schnappe, um sie nach unten in den Müll zu bringen.

»Oh, hallöchen«, sagt eine junge Frau, die ihr sehr ähnlichsieht. »Sind Sie der neue Nachbar, über den meine Schwester sich seit Tagen beschwert?«, fragt sie, als ich an ihr vorbeigehe.

Ich schaue sie an. »Wer ist denn Ihre Schwester?«

Sie deutet auf Abigails Apartment. »Abigail Hudson.« Sie lächelt. »Ich bin Cleo Rowland und Sie?«

»Ethan Walker.« Ich drücke die drei ineinandergesteckten Kartons gegen die Wand und strecke meine Hand zum Gruß aus. »Freut mich sehr.«

»Dito.« Sie betrachtet mich von oben bis unten, was ein wenig unangenehm ist. »Woher kommen Sie?«

»Kalifornien.«

»Hört man.« Cleo lächelt mich an.

»Und Sie?«, erkundige ich mich, aber ihr Südstaatenakzent ist überdeutlich. Ich bin mir sicher, dass sie von hier ist.

»French Quarter, geboren, aufgewachsen, geblieben«, erklärt sie.

Mein Mundwinkel zuckt. »Ihre Schwester auch?«

»Sie war zwischendurch ein paar Jahre in New York und hat ein Sprachtraining gemacht, damit ihr Akzent nicht mehr so durchkommt«, erklärt Cleo. »Möchten Sie vielleicht auf einen Kaffee mit reinkommen?«

»Ich sollte erst mal die Kartons wegbringen, aber ich bin mir sicher, dass Ihre Schwester es nicht will.«

»Ach was, Abby muss hinnehmen, dass ich Leute mitbringe, denn ihretwegen habe ich kaum noch ein Privatleben.«

Ich hebe eine Augenbraue, als sie sich augenscheinlich auf die Zunge beißt. »Verlässt sie ihre Wohnung nicht?«

»Selten, aber das wissen Sie nicht von mir.«

Scheinbar kann Cleo nicht viel für sich behalten. Möglicherweise kann ich so etwas mehr über Abigail herausfinden, denn ihre raue Art hat mein Interesse geweckt. Ich mag keine glattgebügelten Püppchen, die zu allem Ja und Amen sagen, sondern stehe mehr auf die Wildkatzen, die durchaus imstande sind, ihre Krallen auszufahren. Abigail scheint so eine Wildkatze zu sein. »Ich werde schweigen wie ein Grab.« Ich schenke ihr ein Lächeln, das ihr einen roten Schein auf die Wangen zaubert, und sie erwidert es verlegen.

»Stellen Sie die Kartons doch einfach in Ihre Wohnung, dann trinken wir einen Kaffee und danach können Sie sie runterbringen«, schlägt sie vor.

»Vielleicht sollten Sie erst mal Ihre Schwester fragen, ob es in Ordnung ist, wenn ich hereinkomme.«

»Das geht schon klar«, winkt sie ab.

»Okay.« Ich wende mich ab und bringe die Kartons zurück in mein Apartment. Ich stelle sie gleich neben der Tür ab, die ich danach abschließe, und gehe zu ihr zurück.

Cleo dreht den Schlüssel im Schloss und betritt die Wohnung ihrer Schwester. »Abby, bist du da?«

»Ich bin in der Küche«, kommt es zurück.

»Ich habe deinen neuen Nachbarn zum Kaffee eingeladen. Ich hoffe, es stört dich nicht.« Ihr Ton lässt keinen Widerspruch zu, dennoch gibt es ein Scheppern in der Wohnung. Cleo schaut zu mir. »Kommen Sie rein, Ethan.«

»Danke.« Etwas zaghaft betrete ich Abigails Apartment und lasse meinen Blick schweifen. An den Wänden hängen Jazzposter und ich sehe sowohl ein Klavier als auch ein Saxophon und eine Gitarre. »Guten Tag, Mrs. Hudson.«

»Mr. Walker«, sagt sie nickend, als sie zu mir schaut. Ihr Haar hat sie über die linke Hälfte ihres Gesichts gekämmt. »Ich setze Kaffee auf.« Schon wendet sie sich wieder ab.

»Setzen Sie sich doch, Ethan«, bietet Cleo mir an und zeigt zum Tisch.

»Danke«, wiederhole ich, gehe zu ihr rüber und nehme Platz. Der Tisch ist im Kolonialstil gehalten, die Stühle sind schwer, aber sehr geschmackvoll. Insgesamt ist das ganze Apartment äußerst geschmackvoll und modern eingerichtet. »Schön haben Sie es hier, Mrs. Hudson.«

»Danke«, sagt Abigail knapp, während sie an der Kaffeemaschine steht.

Ich kann nicht anders, als sie zu betrachten. Sie hat Kurven, sexy Kurven, und ihr Hintern sieht verdammt knackig in ihren Shorts aus.

Cleo räuspert sich. »Warum sind Sie nach New Orleans gekommen, Ethan?«

»Ich habe mich einer Jazzband angeschlossen. Ich war als Gitarrist und Sänger mäßig erfolgreich in Kalifornien und hatte schon immer den Wunsch, mich einer Jazzband im French Quarter anzuschließen«, erzähle ich.

»Welcher Band haben Sie sich denn angeschlossen?«

»Wie wäre es, wenn wir uns duzen?«, schlage ich vor.

»Persönlicher«, erwidert sie grinsend. »Cleo.«

»War mir bewusst.« Ich lasse ein wenig meinen Charme spielen und zwinkere ihr zu.

Erneut tritt ein roter Schein auf Cleos Wangen. »Also in welcher Band spielst du nun?«

»Gentlemen's Squad.«

Neben uns geht etwas zu Bruch, weshalb ich zu Abigail schaue. »Sorry.« Ihre Hände zittern, doch geht sie in die Hocke und sammelt die Scherben ein.

»Hast du dich verletzt?«, fragt Cleo, als sie zu ihr geht.

Auch ich erhebe mich, um Abigail zu helfen, doch beide heben die Hand, um mich aufzuhalten.

»Nein, es geht schon, ich habe mich bloß vor einer Biene erschreckt«, antwortet Abigail leise, während sie die letzten Scherben einsammelt. »Fuck«, stößt sie aus. Nun blutet ihre Hand.

»Okay, du setzt dich an den Tisch, ich hole den Verbandskasten und räume anschließend auf«, meint Cleo.

Abigail setzt sich mir gegenüber und starrt ihre blutende Hand an. »Es geht schon, Cleo, es ist nur ein kleiner Schnitt.«

»Ja und der letzte kleine Schnitt musste genäht werden, also werde ich es mir diesmal genauer ansehen.«

»Kann ich vielleicht irgendwie helfen?«, erkundige ich mich, weshalb beide ihre Aufmerksamkeit auf mich richten.

»Im Bad steht ein Verbandskasten. Wenn du den holen könntest, wäre mir schon geholfen«, sagt Cleo.

»Wo finde ich es?«

Abigail zeigt mit ihrer unverletzten Hand in einen Flur. »Die zweite Tür rechts und er steht auf dem Schrank neben der Tür.«

»Alles klar.« Ich mache mich auf den Weg ins Bad.

»Warum hast du ihn mitgebracht?«, vernehme ich Abigail.

»Ich dachte, es würde dir guttun, mal ein anderes Gesicht, als immer nur meines zu sehen.«

»Aber ich will diesen Mann nicht sehen.«

»Er ist nett und er spielt bei den Gents, er kann gar kein schlechter Kerl sein.«

»Ich will wirklich keinen Mann kennenlernen, Cleo.«

»Abby, Alex liegt seit Jahren im Koma, du solltest dich endlich wieder umsehen.«

»Will ich nicht.«

»Dann lass es, aber stoß nicht jeden weg, der dich anspricht. Es ist doch super, einen Nachbarn zu haben, der mal nach dir sehen kann, wenn ich arbeiten muss«, gibt Cleo zu bedenken.

»Du behandelst mich wie ein Kind.«

»Weil du dich wie eines verhältst. Seit drei Jahren komme ich täglich her, um nach dir zu sehen. Der Unfall war schlimm, aber du lebst, deshalb tu nicht so, als dürftest du nicht weiterleben, weil Alex vor sich hin vegetiert«, sagt Cleo ernst.

Ich bleibe einen Moment im Bad, um zu hören, wie viel sie noch unbewusst von sich preisgeben werden. Abigail hatte also einen Unfall und ihr Mann liegt im Koma. Verdammt, jetzt weiß ich auch, warum sie mir nicht sagen konnte, wann er zurückkommt. Mit meiner Frage habe ich sie sicher eiskalt erwischt. Ich greife nach dem Verbandskasten und verlasse das Bad wieder.

»Du wartest ja nur darauf, dass ich die Maschinen abschalten lasse.«

»Alex ist hirntot, Abby, er wird nie wieder aufwachen, damit musst du dich abfinden. Ich weiß, wie schwer es ist, jemanden zu verlieren.«

»Du kannst eine Freundin nicht mit deiner ersten großen Liebe vergleichen«, sagt Abigail leise.

Ich räuspere mich laut, damit sie mitbekommen, dass ich zurückkomme. Es muss nicht sein, dass sie sich belauscht fühlen.

Beide verstummen, doch nur Abigail schaut zu mir. »Können Sie mir den Verbandskasten geben?«

»Ich habe eine Notfallsanitäter-Ausbildung, wenn Sie einverstanden sind, schaue ich mir Ihre Hand an und verbinde sie danach«, bietet ich an.

»Nein, das ist nicht …«

»Abby«, ermahnt Cleo sie sofort.

Sie seufzt und legt ihre verletzte Hand auf den Tisch. »Na schön.«

Ich nehme neben ihr Platz. »Ich entschuldige mich im Voraus, sollte ich Ihnen wehtun.«

»Ich komme mit Schmerzen klar«, sagt sie leise.

Ich öffne den Verbandskasten, hole mehrere Kompressen sowie Desinfektionsmittel und eine Pinzette heraus. »Passiert so was öfter?« Vorsichtig schiebe ich meine Hand unter ihre.

»Gelegentlich. Ich bin etwas tollpatschig«, antwortet Abigail, ohne mich anzusehen.

Ich nicke und tupfe behutsam das Blut von dem Schnitt. Ich bin froh, dass mir so was nichts ausmacht, denn Caden und ich hatten als Kinder so einige Verletzungen, außerdem habe ich während meiner Ausbildung so viel gesehen, dass mich nicht einmal mehr der schlimmste Verkehrsunfall beeindrucken kann. Schockieren ja, aber es macht mir nichts aus, sofort zu helfen. »Es sind einige Splitter in der Wunde. Entweder wir fahren zu einem Arzt oder ich entferne sie, aber dann muss es ohne Betäubung gehen.«

»Machen Sie nur«, entgegnet sie unbeeindruckt, doch schaut sie nicht auf ihre Hand.

»In Ordnung.« Nachdem ich mir Handschuhe angezogen habe, desinfiziere ich die Pinzette und auch ihre Wunde. Anschließend fange ich an, die kleinen Splitter herauszuholen. »Okay, können Sie vielleicht mit der Lampe des Handys auf die Wunde leuchten? Dann kann ich sicher sein, dass ich alle erwische.«

Daraufhin zückt Abigail ihr Handy, schaltet die Lampe ein und hält den Lichtschein auf den Schnitt.

***

Ein paar Minuten später habe ich ihre Hand verbunden. »Fertig.«

»Danke, Mr. Walker.«

»Ethan«, entgegne ich.

»Danke, Ethan.«

»Gern geschehen.«

»Siehst du, es ist gut, einen Nachbarn zu habe, der so was kann, denn ich hätte dich ins Krankenhaus gebracht«, meint Cleo.

Abigail zieht ihre Hand weg. »Wenn der Schnitt tiefer gewesen wäre, hätte ich ins Krankenhaus gemusst, aber das ist er nicht.«

Cleo bringt die Kaffeekanne an den Tisch, Tassen brachte sie bereits, als ich Abigail geholfen habe. »Wie trinkst du deinen Kaffee, Ethan?«

»Schwarz.«

»Gute Wahl«, nuschelt Abigail etwas undeutlich, dennoch verstehe ich sie.

»Was nur alle mit schwarzem Kaffee haben«, sagt Cleo amüsiert und setzt sich zu uns. »Welches Instrument spielst du eigentlich?«, wendet sie sich dann an mich.

»Gitarre und Saxophon, aber ich fange als Gitarrist beim Gentlemen's Squad an.«

Abigail holt tief Luft. »Wieso spielen Sie beide Instrumente?«

»Duzen Sie mich doch bitte.«

Sie schüttelt den Kopf, als ich sie ansehe.

»Na dann«, murmle ich und räuspere mich anschließend. »Ich habe als Kind gelernt, Gitarre zu spielen, danach das Saxophon, weil ich eine neue Herausforderung brauchte. Danach war ich auf der Juilliard und nach dem Diplom habe ich angefangen, als Musiker zu arbeiten. Mal mehr, mal weniger erfolgreich.«

Abigail schaut auf den Tisch, ihre verletzte Hand hat sie auf ihrem Schoß liegen.

»Stimmt irgendwas nicht?«, frage ich sie.

»Alles okay, ich habe nur nicht mit Besuch gerechnet.«

»Ich kann auch wieder gehen.«

»Das wäre …«

»Nicht nötig, Abby freut sich, mal jemand anderen, als mich zu sehen. Nicht wahr, Abby?«, fällt Cleo ihr ins Wort.

»Hm«, macht sie bloß, doch merke ich, dass ihr Unwohlsein an mir liegt.

»Nun denn, mir ist gerade eingefallen, dass ich noch einen Termin habe. Ich sollte mich verabschieden.« Ich trinke zügig den heißen Kaffee, verbrenne mir dabei die Zunge, und stelle die Tasse ab. »Es war schön, euch beide kennenzulernen.« Ich schenke ihnen ein Lächeln.

Abigail erhebt sich, um mich zur Tür zu bringen.

»Bleiben Sie ruhig sitzen.«

Daraufhin schüttelt sie den Kopf. »Nein, das entspricht nicht meiner Erziehung.«

»Unsere Eltern waren sehr streng, was unsere Erziehung betrifft«, mischt Cleo sich amüsiert sein. »Aber ich bin der Meinung, dass man manche Dinge vergessen darf.«

Ich nicke verstehend. »Es kommt immer auf die Dinge, die zu vergessen sind, an.«

Als wir an der Tür sind, öffnet Abigail sie für mich. »Danke, dass Sie meine Wunde versorgt haben, Ethan.«

»Gern geschehen. Wenn Sie mal Hilfe brauchen, ich wohne in 2D.«

»Danke«, wiederholt sie.

»Ich wünsche einen schönen Tag.« Ich nicke beiden zu, dann gehe ich zu meinem Apartment.

***

ABIGAIL

Warum hat meine Schwester Ethan dazu eingeladen, einen Kaffee mit uns zu trinken? Sie weiß genau, dass ich niemanden kennenlernen will. Wenn Alex geht, gehe ich auch, niemand soll mich aufhalten, indem er mir Freundschaft vorheuchelt. Ich muss wie eine Gestörte auf Ethan wirken.

Er nimmt also Alex' Platz beim Gentlemen's Squad ein, spielt die gleichen Instrumente wie er, und auch seine fürsorgliche Art ähnelt der meines Mannes. Er scheint ein wirklich netter Kerl zu sein, doch will ich niemanden nett oder sympathisch finden. Ich will all das hinter mir lassen. Alles. Mein Leben ist nicht mehr lebenswert, seit ich weiß, dass Alex nie mehr aufwachen wird. Ohne ihn bin ich nur ein halber Mensch, nicht mehr ich, sondern nur noch eine leere Hülle, die mechanisch agiert. Zurück zum damaligen Punkt kann ich nicht. Ich habe es oft genug versucht, Therapien gemacht, die mich weitestgehend von meinen Albträumen geheilt haben, doch die tiefsten Wunden bluten noch immer. Niemand konnte mir in diesem Fall helfen. Jeder sagte, dass ich lernen müsste, loszulassen, aber das kann ich verdammt noch mal nicht. Es ging zu schnell, es gab keine Möglichkeit, Abschied von Alex zu nehmen. Von jetzt auf gleich war es ein unumstößlicher Fakt. Im Gegensatz zu Alex war ich oberflächlich nur leicht verletzt. Ein gebrochenes Schlüsselbein und mehrere Schnittwunden, weshalb ich meinen Job aufgeben musste. Wenn man mit seinem Körper Geld verdient, sind Narben das Todesurteil für die Karriere. Ich war Model, erfolgreich, beliebt, ich ging gern unter Leute. Heute lebe ich zurückgezogen, verlasse kaum noch meine Wohnung und bekomme Schnappatmung, wenn mich jemand anspricht.

Ich liege auf der Couch und starre die Decke an. Um genau zu sein, den Abdruck von Alex' Schuh, nachdem er einen Moskito an der Zimmerdecke zerschlagen hat. Ich habe ihn nie überstrichen, werde ich wohl auch nie, stattdessen bringt mich diese kleine Erinnerung zum Lächeln. Irre, nicht wahr?

Um die Erinnerung nicht Besitz von mir ergreifen zu lassen, richte ich mich auf, um den Block vom Wohnzimmertisch zu nehmen. Einmal mehr versuche ich, die richtigen Worte zu finden, jedoch klingt alles, was mir einfällt, hohl und egoistisch. Aber bevor ich diese Rede nicht geschrieben habe, werde ich Alex am Leben erhalten lassen.

* * *

ETHAN

Eine Woche später

Zehn Tage wohne ich nun schon im French Quarter. Es gefällt mir gut, die Jungs in der Band sind super drauf und haben mir inzwischen ein wenig von der Stadt gezeigt. Nun weiß ich, wo man das beste Gambo und den besten Bourbon bekommt, ohne ein Vermögen zahlen zu müssen. Seit meinem Besuch bei Abigail habe ich sie nicht mehr gesehen, ihre Schwester dafür umso häufiger. Cleo will mich immer wieder zum Kaffee einladen, doch meist erwischt sie mich in Momenten, in denen ich auf dem Sprung bin.

Heute Abend habe ich vor, Abigail zum Essen einzuladen. Vielleicht lässt sie sich darauf ein, vielleicht auch nicht. Mit dem Wunder, dass sie Ja sagen wird, rechne ich jedoch nicht. Ihr Mann liegt im Koma und eigentlich sollte ich sie in Frieden lassen, sie selbst will es so, doch kann ich es nicht. Kaum hatte ich sie vor zehn Tagen gesehen, war es um mich geschehen. Sie ist eine wunderschöne Frau und strahlt so viel Positives aus, obwohl sie sich nicht so gibt. Sie hat es verdient, glücklich zu werden, und nicht lebenslänglich auf ihren komatösen Mann zu warten. Ich weiß nicht, ob ich derjenige bin, der sie glücklich machen kann, aber versuchen kann ich es, sofern sie mir eine Chance gibt. Mein Denken ist egoistisch, das weiß ich, aber ich finde, auch Abigail muss egoistischer werden.

Mit dem Einkauf, den ich in den Taschen habe, mache ich mich auf den Heimweg. Die Proben für den Auftritt am

Wochenende liefen super, morgen muss ich auch wieder hin, aber erst am Nachmittag.

* * *

Als ich das Treppenhaus betrete, steht Abigail am Briefkasten und sieht sich ihre Post an. »Hallo, Abigail«, grüße ich sie.

Sie zuckt zusammen und schaut mich überrascht an. »Ethan«, sagt sie knapp.

»Alles okay? Wie geht's Ihrer Hand?«

Sie schaut auf ihre Hand. »Alles okay, danke. Wie geht's Ihnen?« Bevor sie die Frage zu Ende gestellt hat, wendet sie sich schon ab, um zur Treppe zu gehen.

Ich folge ihr. »Ich kann nicht klagen.«

»Schön.« Abigail läuft hoch, ich bin ihr mehr oder weniger auf den Fersen.

»Was haben Sie heute noch so vor?«

»Mal sehen.«

»Und heute Abend?«

Sie dreht sich so ruckartig um, dass ich beinahe gegen sie pralle. »Ethan, es geht Sie nichts an. Lassen Sie mich in Ruhe.« Anschließend wendet sie sich ab und joggt regelrecht nach oben.

Ich seufze. »Ich wollte doch bloß ein bisschen Small Talk machen.«

»Es nervt.«

»Was habe ich Ihnen eigentlich getan?«, hake ich genervt nach, als ich sie eingeholt habe. »Ich bin freundlich zu Ihnen, aber Sie stoßen mich jedes Mal vor den Kopf!«

»Lassen Sie mich einfach in Ruhe.« Abigail will weitergehen, doch ich schneide ihr den Weg ab. »Ethan, gehen Sie mir aus dem Weg.«

»Ich will Ihnen nichts Böses, verdammt, ich … Herrgott, Abigail, ich suche doch nur ein wenig Anschluss in dieser Stadt.«

»Dann suchen Sie ihn woanders.«

»Wissen Sie was, was auch immer Ihnen passiert ist, es geschieht Ihnen ganz recht.«

Sie schnappt nach Luft, im nächsten Moment trifft mich ihre schallende Ohrfeige. »Sprechen Sie mich nie wieder an.« Dann stößt sie mich zur Seite und geht zu ihrem Apartment.

Mir wird bewusst, was ich gesagt habe. Verdammt! »Abigail, warten Sie. Es tut mir leid, dass ich das sagte.«

»Lassen Sie mich ein für alle Mal in Frieden, Mr. Walker!« Danach verschwindet sie in ihrer Wohnung und knallt die Tür zu. Warum sie plötzlich so förmlich ist und mich mit meinem Nachnamen angesprochen hat, weiß ich nicht, doch sicher will sie wieder Distanz aufbauen.

Ich lehne mich an die Wand. Ich könnte mich treten, dass ich Abigail so angemacht habe. Dafür gab es keinen Grund. Ich muss respektieren, dass sie nichts mit mir zu tun haben will. Und sie hatte es keinesfalls verdient, dass ihr Mann im Koma endet. Seufzend begebe ich mich in meine Wohnung, wo ich mir Gedanken machen werde, wie ich die Sache wiedergutmachen kann. Hoffentlich gibt Abigail mir noch eine Chance.

* * *

Stundenlang habe ich überlegt, letztlich einen Strauß weißer und rosafarbener Rosen gekauft und nun stehe ich vor Abigails Tür. Ich atme tief durch, dann klopfe ich.

Sie öffnet nicht, doch höre ich ihre Schritte.

»Abigail, ich möchte mich für das, was ich sagte, entschuldigen«, lasse ich sie wissen.

Daraufhin ertönt das Geräusch von Schlössern, die geöffnet werden, schließlich macht sie die Wohnungstür einen Spalt breit auf. Sie sieht mich aus geröteten und geschwollenen Augen an.

»Es tut mir wirklich sehr leid, was ich Ihnen an den Kopf geworfen habe.« Ich reiche ihr den Strauß Rosen.

Noch einmal wird die Tür geschlossen, das Rascheln der Kette ertönt, dann wird sie wieder geöffnet. »Danke, Mr. Walker.«

»Ethan.«

»Die sind wirklich schön«, sagt sie heiser.

»Ich hoffe, Sie nehmen mir nicht übel, dass ich mich vergessen habe. Ich hätte nicht über Sie urteilen dürfen.«

Abigail winkt ab. »Sie sind nicht der Erste, der es sich herausnimmt.«

»Und das hätte ich nicht tun dürfen. Vermutlich laufe ich jetzt wieder gegen eine Wand, aber darf ich Sie zur Wiedergutmachung zum Essen einladen?«

Sie wirkt, als würde sie einen Moment lang darüber nachdenken. »Mr. … Ethan, … warum fragen Sie mich ständig?«

»Weil ich neu in der Stadt bin und Sie die Erste sind, die ich kenne.«

»Seit wann ist das ein Grund?«

»Vielleicht verstehen wir uns dann etwas besser und ich kann mich auch mal wagen, mir morgens etwas Milch bei Ihnen zu leihen«, schlage ich lächelnd vor. Herrgott, ich komme mir so dämlich vor. Für diese Aktion habe ich sogar extra ein Hemd angezogen und mir eine Krawatte umgebunden.

Sie seufzt. »Wann möchten Sie essen?«

Ich reiße die Augen auf. »Moment, ist das ein Ja?«

Abigail nickt knapp.

»Möchten Sie mir helfen? Dann geht's schneller.«

Sie holt tief Luft. »Bei Ihnen?«

»Ja, oder soll ich Ihre Küche in ein Schlachtfeld verwandeln?«, frage ich grinsend.

Ein leises Lachen stiehlt sich an die Oberfläche. »Nein, lieber nicht. Ich ziehe mir etwas anderes an, dann komme ich rüber, okay?«

Ich frage mich, woher ihr Sinneswandel kommt, doch werde ich nicht noch mal nachfragen, sonst ändert sie womöglich noch ihre Meinung. Das will ich nicht riskieren. »Alles klar, soll ich warten?«

Etwas ratlos sieht sie mich an. »Geben Sie mir fünf Minuten, okay?«

»In Ordnung.«

Statt mich hereinzubitten, schließt sie die Tür vor meiner Nase.

* * *

Fünf Minuten später steht sie in Jeans und Tunika, statt in Shorts und Top vor mir. »Da bin ich.«

»Super.« Ich trete einen Schritt zurück und deute mit der geöffneten Hand zu meiner Wohnung, deren Tür offensteht. »Gehen Sie einfach herein.«

»Danke.« Abigail kommt aus ihrem Apartment, zieht die Tür hinter sich zu und schließt sie ab. Nachdem sie den Schlüssel in ihre Hosentasche gesteckt hat, geht sie vor.

Ich folge ihr und kann nicht anders, als ihren knackigen Hintern zu begutachten. Als sie kurz vor meiner Tür stehen bleibt, stelle ich mich neben sie. »Wollen Sie nicht reingehen?«

»Ich wollte auf Sie warten, Ethan«, erwidert sie.

»Gehen Sie rein, Abigail.«

Ihr Mundwinkel zuckt, dann macht sie den entscheidenden Schritt in mein Apartment.

Ich folge ihr, schließe die Tür hinter mir und sehe sie an. »Setzen Sie sich doch.«

»Ich dachte, ich soll Ihnen helfen?«, entgegnet sie mit aufgerissenen Augen.

»Ja, aber ich ging davon aus, dass wir erst mal etwas trinken und uns unterhalten«, erwidere ich lächelnd. Ohne nachzudenken, lege ich meine Hand auf ihren Rücken und führe sie zu dem großen grauen Sofa.

Abigail setzt sich und faltet ihre Hände in ihrem Schoß.

»Was möchten Sie trinken?«

»Ein Glas Wasser wäre toll.«

»Alles klar.« Ich hole uns eine Flasche Wasser sowie zwei Gläser aus der offenen Küche und setze mich anschließend zu ihr. »Ihre Schwester ist oft bei Ihnen, oder?«

»Ja, sie ist der Meinung, dass ich allein nicht zurechtkomme«, antwortet Abigail, als ich ihr ein Glas reiche.

»Warum ist sie der Meinung?«

Sie atmet tief durch. »Mein Mann und ich hatten damals einen ziemlich schweren Unfall und er liegt seither im Koma.« Abigail räuspert sich. »Jedenfalls ging es mir danach nicht besonders gut und ich habe mich hängen lassen. Seitdem schaut Cleo beinahe jeden Tag vorbei.«

»Wie geht's Ihrem Mann?«, frage ich vorsichtig.

»Er wird nicht mehr aufwachen, aber ich schaffe es einfach nicht, die lebenserhaltenden Maschinen abschalten zu lassen«, erklärt sie leise. »Ich bin noch nicht bereit, Abschied zu nehmen.«

Ich nicke verständnisvoll, obwohl ich nicht einmal ansatzweise nachvollziehen kann, wie sie sich fühlen muss. »Das tut mir leid.«

»Mir auch«, stimmt sie gedämpft zu und trinkt einen Schluck. »Cleo ist der Meinung, dass ich mein Leben nur noch in meiner Wohnung verbringe, aber das stimmt nicht.«

»Na ja, wenn ich ehrlich bin, habe ich Sie bisher selten außerhalb ihres Apartments gesehen.«

»Ich gehe nur raus, wenn ich Alex besuchen will.«

»Sonst nicht?«

Sie schüttelt den Kopf, während sie den Kohlensäurebläschen in ihrem Wasserglas beim Aufsteigen und Platzen zusieht. »Sonst nicht.«

»Warum nicht?«

»Ich möchte einfach nicht rausgehen.«

»Das muss doch einen Grund haben«, entgegne ich überzeugt.

»Den hat es, aber ich will das Thema nicht vertiefen.«

Ich hebe eine Augenbraue. Natürlich sollte ich es nicht, trotzdem hake ich nach: »Hast du Angst, vor die Tür zu gehen?«

Daraufhin sieht sie mich scheu an. »Habe ich.«

»Das tut mir leid.«

»Was dir nicht alles leidtut«, sagt sie lächelnd, doch sehe ich, dass sie sich dazu zwingt.

»Na ja, du bist jung, du solltest das Leben in vollen Zügen genießen.«

»Das habe ich, bis zum 23. August 2014 getan.«

»Hattet ihr an dem Tag den Unfall?«

»Nachts, es muss zwei oder drei Uhr morgens gewesen sein.«

»Warst du schwer verletzt?«

Sie schaut mich an. »Du duzt mich?«

»Ist ein sehr persönliches Thema, also finde ich es besser, dich zu duzen.«

Ein weiteres kleines Lächeln huscht über ihre Lippen. »Nein, ich war nicht sehr schwer verletzt. Mein Schlüsselbein war gebrochen und ich hatte ein paar Prellungen und Schnittwunden.« Sie streift das Haar, hinter dem sie ihre linke Wange verborgen hat, weg. Eine lange Narbe erstreckt sich von ihrer Schläfe bis übers Jochbein und weiter runter bis zur ihrem Nasenflügel.

Ich zucke mit keiner Wimper. »Das hat sicher wehgetan.«

»Ziemlich und wegen der vielen Narben mache ich meinen Job nicht mehr.«

»Was hast du beruflich gemacht?«

»Ich war Model.«

Deshalb kam sie mir so bekannt vor! »Jetzt weiß ich auch, warum ich dachte, dich zu kennen.«

»Vielleicht hast du ein paar meiner Fotos in Katalogen oder auf Werbetafeln gesehen«, meint sie.

»Gut möglich«, bestätige ich.

Nickend lässt Abigail ihren Blick durch meine Wohnung schweifen. »Du hast nicht besonders viele Möbel, oder?«

»Nein, aber das liegt daran, dass ich alles neu anschaffen muss.«

Fragend schaut sie zu mir.

»Meine Freundin hat sich von mir getrennt und aus unserer gemeinsamen Wohnung geschmissen. Ich hatte bloß diesen Sessel«, ich deute auf den Schwingsessel, »und meine ganze Kleidung, CDs, Filme und so was. Die Möbel muss ich alle neu kaufen. Aber, weil die so teuer sind, geht's nur nach und nach.«

»Verständlich. Alex und ich haben auch lange gebraucht, bis wir all unsere Möbel zusammen hatten, weil uns unsere Instrumente wichtiger waren«, erzählt sie und Tränen glitzern in ihren Augen.

»Welche Instrumente spielte er und welche du?«

»Ich habe damals Klavier gespielt, er spielte Saxophon und Gitarre.«

»Wie ich.«

Sie nickt.

»War er Musiker?«

»Ja, war er.«

»In einer Band?«

Ein weiteres Nicken.

»In welcher?«

»Beim Gentlemen's Squad«, sagt sie heiser und schluckt. »Ihretwegen trank er an jenem Abend recht viel und er wollte nicht, dass ich fahre … Wäre ich gefahren, hätten wir diesen Unfall nicht gehabt. Wäre ich nur hartnäckiger gewesen, dann wäre all das nicht passiert.« Sie wischt eine Träne von ihrer Wange.

»Du gibst ihnen die Schuld?«

»Nein, wir sind alle schuld. Alex, die Gents, ich.« Abigail zieht die Nase hoch. »Können wir kochen?«

Ich nicke ihr zu.

***

ABIGAIL

Um Gottes willen, warum habe ich dem Abendessen mit Ethan bloß zugesagt? Ich hätte ablehnen sollen, statt herzukommen und ihm mein Herz auszuschütten. Ich bin so eine blöde Kuh. Während des Kochens haben wir darüber gesprochen, warum ich nicht rausgehe und auch keine neuen Bekanntschaften schließen will.

Er versteht mich nicht, weil er der Meinung ist, dass ich am Leben teilnehmen muss, statt mich zu verkriechen. Ethan akzeptiert nicht, dass es mit dem Unfall vorbei war. Sicher hält er mich für total bescheuert, weil ich zuerst Alex' Grabrede schreiben will, bevor ich die Maschinen abschalten lasse. Nun ja, Cleo hält mich deshalb erst recht für verrückt, also warum sollte es einem Fremden anders gehen? Wie er über mich urteilt, ist mir vollkommen egal. Na ja, egaler als die Meinung meiner Schwester.

»Schmeckt es dir?«

Wir haben Pasta mit Meeresfrüchten gemacht und sie ist wirklich gut, aber irgendwie habe ich kaum Appetit. »Ja, schmeckt wirklich gut. Du musst mir das Rezept geben.«

»Warum isst du kaum, wenn es gut ist?«

»Es ist mächtig wegen der Sahne in der Soße.« Ich ringe mir ein Lächeln ab und hoffe, dass er meine Lüge nicht durchschaut.

Ethan nickt grinsend. »Vielleicht hätten wir etwas weniger nehmen sollen.«

Ich schaue auf meinen Teller. »Es ist bloß zu viel, weil mir der Becher ausgerutscht ist.«

Daraufhin lacht er und es ist ansteckend.

Ich kann nicht anders, als mit ihm zu kichern.

»So was passiert.«

»Ich weiß und mir besonders oft.«

»Kannst du nicht kochen?«

Ich ziehe mit unschuldiger Miene die Schultern hoch. »Es geht. Einfache Gerichte gelingen mir, kompliziertere nicht.«

Ethan grinst noch immer. »Mein Bruder hat mir beigebracht, vernünftig zu kochen.«

»Wo hat er es gelernt?«

»Er ist Koch.«

Ich nicke. »Ach so, vielleicht sollten wir ihn demnächst mit dir kochen lassen, damit ich nichts mehr versaue«, schlage ich lachend vor.

Ethan legt den Kopf schief. Schweigsam betrachtet er mich, weshalb ich verstumme.

»Habe ich etwas im Gesicht?«

Mit dem Zeigefinger deutet er auf sein Kinn. »Ein wenig Soße, aber ich betrachte dich wegen deines Lachens.«

»Oh.« Sofort greife ich zur Serviette und wische mein Kinn sauber. Ein Klecks Soße hat sich dorthin verirrt.

»Wenn du es wiederholen möchtest, kann ich das Kochen allein übernehmen«, bietet er an.

»Mal sehen«, erwidere ich zaghaft und wische meinen Mund sauber. Die Serviette lege ich zusammengefaltet unter mein Besteck. »Es war sehr gut, aber ich kann nicht mehr.«

Auch er legt sein Besteck weg. »Möchtest du vielleicht ein Glas … Wein oder noch ein Wasser?«

»Wasser wäre mir lieber.«

»Trinkst du überhaupt keinen Alkohol?«

»Seit dem Unfall habe ich keinen Tropfen mehr angerührt.«

»Du hast es nicht weit, also vielleicht …«

»Nein«, unterbreche ich ihn und schiebe den Teller etwas von mir. »Ich trinke nichts mehr.«

»Auch kein Wasser?«

»Ich denke, es wäre besser, wenn ich gehe.« Anschließend erhebe ich mich. »Aber vorher helfe ich dir, den Tisch abzuräumen.«

»Vielleicht könnten wir uns einen Film ansehen. Ganz ungezwungen«, schlägt er vor.

Ich schüttle den Kopf. Es war ein Fehler, hierher zu kommen, auch wenn es ein schöner Abend war. Ethan und mich verbindet nichts miteinander, das sollte sich nicht ändern.

»Abby«, raunt er, weshalb ich ihn überrascht ansehe. »Bitte.«

Mit Mühe und Not schlucke ich den Kloß in meinem Hals herunter. Er ist gut aussehend, sogar atemberaubend gut aussehend, aber er ist nichts für mich. Nein, ich darf so was nicht einmal denken. Alex ist der Einzige für mich, nach ihm wird es keinen mehr geben. »Es geht nicht.«

»Warum nicht?«

»Weil ich nicht bleiben kann.«

»Nenn mir einen Grund.« Er kommt auf mich zu und streckt seine Hand nach mir aus, doch ich weiche zurück. »Ich möchte doch nur einen Grund hören.«

Ich schüttle den Kopf. »Ich muss ins Bett.«

»Es ist gerade mal acht Uhr.«

»Ich muss morgen früh raus.«

Ethan hebt eine Augenbraue. »Wann denn? Um drei? So früh muss kein Mensch aufstehen.«

Entmutigt lasse ich die Schultern hängen. »Es war ein schöner Abend. Danke dafür, aber wir sollten es nicht wiederholen.«

* * *

ETHAN

Abby hat meine Wohnung beinahe fluchtartig verlassen. Gefolgt bin ich ihr nicht, weil ich genau weiß, dass sie sich vor mir verschließen wird. Sicher würde sie nicht einmal die Tür öffnen.

Seit sie abgehauen ist, sind drei Stunden vergangen, ich habe zu viel Bier getrunken und zu wenig auf den Film geachtet. Ich liege im Bett, starre an die Decke und hoffe, dass bald die nötige Bettschwere einsetzt, damit ich einschlafen kann. Im Moment dreht sich alles in meinem Kopf, aber ich bin speifrei seit 2013, also werde ich heute nicht wieder mit dem Kotzen anfangen, sondern es wie ein Mann ertragen. Leidend und eventuell vor mich hin sterbend.

***

Tock. Tock. Tock.

Ein Hämmern weckt mich. Wer oder was ist das? Ich schlage widerwillig die Augen auf und richte mich auf.

Tock. Tock. Tock.

Da war es schon wieder. Ich erhebe mich und schalte das Licht ein, um mich in meiner Wohnung umzusehen.

Tock! Tock! Tock!

Es kommt eindeutig von der Tür. Mit zu Schlitzen verengten Augen gehe ich dorthin und werfe einen Blick durch den Spion.

Abby.

Ich öffne die Wohnungstür und sehe sie müde an. »Ist irgendwas passiert?«

Sie nickt hektisch. »Ich glaube, jemand ist bei mir eingebrochen. Ich bin aufgewacht und das Fenster an der Feuerleiter war sperrangelweit geöffnet, obwohl ich abends jedes einzelne schließe.«

Daraufhin trete ich einen Schritt zur Seite. »Komm rein. Ich sehe in deiner Wohnung nach.«

Sofort betritt sie meine Wohnung in ihrem verboten heißen Nachthemd, das ihre Rundungen geradezu hervorhebt.

Ich nehme den Baseballschläger aus dem Schirmständer, anschließend gehe ich in ihr Apartment, wo ich mich aufmerksam umsehe. Das Fenster an der Feuerleiter ist verschlossen, weshalb ich skeptisch werde. Hat sie sich das Ganze nur eingebildet oder war wirklich jemand hier? Ich betrete jeden einzelnen Raum, doch nichts und niemand ist zu sehen. Zu guter Letzt gehe ich an jenes Fenster, kontrolliere den Riegel und stelle fest, dass dieser geöffnet ist. Ich schließe ihn, anschließend suche ich Abby in meiner Wohnung auf.

»Hast du jemanden gefunden?«

»Nein, aber der Riegel eines Fensters war offen. Ich habe es verriegelt. Es ist niemand in deiner Wohnung, aber wenn du willst, kannst du hierbleiben, bis die Polizei da ist«, biete ich ihr an.

»Nein, keine Polizei«, sagt sie leise und schaut mich mit großen Augen an. »Macht es dir etwas aus, wenn ich … auf deiner Couch schlafe?«

»Ja«, antworte ich knapp.

Abby erhebt sich mit hängenden Schultern. »Ach so, dann gehe ich wohl besser.«

»Es macht mir etwas aus, weil ich ein Gästezimmer habe. Du musst nicht auf der Couch schlafen«, lasse ich sie wissen, als sie schon auf halbem Weg zur Tür ist. »Hast du deinen Schlüssel dabei?«

»Nein.«

»Dann musst du sowieso hier schlafen, weil ich die Tür hinter mir zugezogen habe.«

Sie schnappt nach Luft. »Ich könnte Cleo anrufen, sie hat einen Ersatzschlüssel.«

Ich schüttle den Kopf. »Es ist mitten in der Nacht. Ich zeige dir das Gästezimmer und du kannst dort schlafen, in Ordnung?«

Abby nickt langsam. »Danke, Ethan.«

»Ich zeige es dir.«

»Okay.«

Ich deute in den Flur. Das Gästezimmer ist gegenüber von meinem Schlafzimmer. Hoffentlich ist es ihr nicht unangenehm, dass ich einige Kartons in diesem Raum zwischengelagert habe. »Hier ist es«, verkünde ich, als wir es erreicht haben. »Fühl dich ganz wie Zuhause.«

»Okay«, wiederholt sie und geht zum Bett, auf das sie sich setzt. »Ethan?«

»Ja?«

»Danke.«

»Keine Ursache.« Ich wende mich ab, um ins Schlafzimmer zu gehen, als ich ihre Schritte höre. Mein Körper zuckt zusammen, als ich ihre eiskalten Finger auf meinem Oberarm spüre.

»Ethan?«

»Ja?« Ich schaue zu ihr runter.

Sie reicht mir gerade mal bis an die Schultern. »Es tut mir leid, dass ich einfach abgehauen bin.«

»Es wäre schön, wenn du mir erklärst, was los war.«

»Das kann ich nicht«, wispert sie und senkt ihren Blick.

Ohne nachzudenken, lege ich meine Hand an ihre Wange. »Abby, ich weiß, dass du es in den letzten Jahren nicht leicht hattest, aber du kannst mit mir reden.«

Daraufhin sieht sie zu mir auf, wobei sie den Kopf in den Nacken legen muss. »Ich habe Angst.«

»Wovor?«

»Vor dem, was alles auf mich zukommt, wenn er stirbt.«

»Ohne dir zu nahe treten zu wollen, aber sein Körper ist seit Jahren nur noch eine leblose Hülle, die von Maschinen am Leben erhalten wird. Du solltest ihn in Würde gehen lassen, damit du in Würde trauern kannst«, sage ich leise.

»Hast du schon mal jemanden verloren?«

Ich nicke.

»Wen?«

»Meine Eltern.«

»Mein Beileid«, flüstert sie.

»Ich war erst zehn, als es passiert ist, aber ich erinnere mich daran, dass meine Mutter ebenfalls von Maschinen am Leben erhalten wurde. Meine Tante ließ sie abschalten, nachdem sie lange mit mir und meinem Bruder darüber gesprochen hat.« Ich räuspere mich. »Ich weiß, wie du dich fühlst.«

»Ich denke, jeder Mensch fühlt in einer solchen Situation anders.«

»Und jeder Mensch trauert anders als der andere. Lass es mich so sagen: Ich kann mir ansatzweise vorstellen, wie du dich fühlst. Alex ist ein wichtiger Teil deines Lebens, der wegbricht, wenn er stirbt, aber in deinem Herzen wird er immer weiterleben.«

»Ich will ihn nicht loslassen.«

»Du musst.«

Sie nickt. »Ich weiß.« Ihre Stimme ist kaum lauter als ein Windhauch. Abby senkt ihren Blick und atmet tief durch. »Wenn er stirbt, werde ich auch sterben.«

Ich schüttle den Kopf. »Nein, aber er nimmt einen Teil deines Herzens mit sich.«

Abby schließt die Augen. »Ich kann ihn nicht gehen lassen.«

»Niemand drängt dich.«

»Doch. Die Ärzte sagen, dass sie mir nicht mehr viel Zeit geben, bis sie das Abschalten der Maschinen gerichtlich anstreben.«

»Abby, ich bin der Letzte, der dich unter Druck setzen wird. Ich bin bloß der Meinung, dass du dein Leben nicht hinter verschlossenen Türen verbringen solltest.«

»Ich habe mein Leben aus den Augen verloren. Es kommt mir so vor, als würde ich auf einer Bank sitzen und anderen bei ihrem Leben zuschauen.«

»Dann solltest du schleunigst zurück ins Spiel«, raune ich ihr zu.

Plötzlich umarmt sie mich. »Danke fürs Zuhören.«

Vorsichtig streichle ich ihren Rücken, spüre ihre zarte Haut, ebenso den dünnen Stoff unter meinen Fingerspitzen und mein Schwanz meldet sich mit einem schmerzhaften Ziehen. »Nichts zu danken.« Anschließend löse ich mich von ihr. »Du solltest schlafen.«

»Du hast recht.« Abby wendet sich ab und geht zum Bett, in das sie sich anschließend legt.

»Gute Nacht, Abby.«

»Gute Nacht, Ethan«, sagt sie leise, bevor ich das Licht lösche.

* * *

Als ich am nächsten Vormittag langsam zu mir komme, spüre ich etwas Warmes neben mir. Da ich kein Haustier habe, das Etwas sich aber regt und atmet, schlage ich die Augen auf. Abby! Sie liegt neben mir. Warum? Vorsichtig bewege ich mich und richte mich auf, um sie zu betrachten. Sie sieht so friedlich aus, wenn sie schläft. Jung, unbeschwert, ganz anders als im wachen Zustand. Auf ihren Lippen zeichnet sich ein sanftes Lächeln ab. Einmal mehr denke ich daran, wie sie sich wohl anfühlen, wenn ich sie küsse, doch verwerfe ich diesen Gedanken schnell wieder, damit ich keine Dummheit mache. Ich bin froh, dass ich es geschafft habe, dass sie mit mir spricht, das will ich nicht zerstören. Dass sie letzte Nacht hier aufgetaucht ist, lässt mich vermuten, dass sie mir vertraut. Doch warum ist sie in mein Bett gekommen? Vorsichtig lege ich meine Hand an ihre Schulter. »Abby?«

»Hm«, gibt sie schlafend von sich und dreht sich auf die andere Seite.

»Hey, Abby«, sage ich etwas lauter.

Daraufhin legt sie sich auf den Rücken und sieht mich an. »O Gott. Warum bist du in meinem Schlafzimmer?«

»Wir sind in meinem Schlafzimmer und dasselbe wollte ich dich auch gerade fragen«, antworte ich neutral, denn mir ist bewusst, dass sie dichtmacht, wenn ich grinse oder zu ernst klinge.

Etwas zu schnell richtet sie sich auf und schaut sich um. »Wie bin ich hierher gekommen?«

Ich zucke mit den Schultern. »Ich habe keine Ahnung. Du hattest dich ins Gästezimmer gelegt, ich mich in mein

Bett. Als ich vorhin aufgewacht bin, hast du neben mir gelegen.«

Unsicher reibt sie ihren Nacken. »Ich glaube, ich habe die Türen verwechselt, nachdem ich im Bad war. Es tut mir leid.« Sie steht auf. »Ich sollte meine Schwester anrufen, sie hat einen Schlüssel für meine Wohnung.«

»Das Telefon liegt auf dem Wohnzimmertisch.«

»Danke, Ethan.« Beinahe fluchtartig verlässt sie mein Schlafzimmer.

Ich atme tief durch, anschließend gehe ich ins Bad, wo ich kaltes Wasser in mein Gesicht spritze. Nachdem die morgendlichen männlichen Probleme Geschichte sind und ich geduscht sowie meine Zähne geputzt habe, ziehe ich mich im Schlafzimmer um und gehe mit einem Bademantel zu ihr. »Falls du dich unwohl fühlst«, sage ich knapp und reiche ihn ihr.

Abby nimmt ihn und wirft ihn über. »Danke.«

»Möchtest du auch einen Kaffee?«, erkundige ich mich.

»Ich habe schon welchen aufgesetzt, als du duschen warst.«

»Danke«, entgegne ich nun und nehme mein Handy vom Couchtisch. Kendra, meine Ex, hat eine SMS geschrieben. ›Es tut mir leid, Ethan, können wir bitte noch mal reden?‹ Komisch, dass ihr erst nach ein paar Wochen klar wird, dass es ihr leidtun sollte, wie sie mit mir umgesprungen ist. Ich antworte ihr nicht, sondern lösche die Nachricht. Sie soll mich in Frieden lassen.

»Cleo kommt gleich, sie muss noch zu einem Termin, aber wenn du etwas vorhast, warte ich im Flur auf sie«, richtet Abby das Wort an mich.

Ich betrachte sie nachdenklich. »Da ich davon ausgehe, dass du mich nicht beklaust, kannst du auch hierbleiben, selbst, wenn ich zu einem Termin müsste.«

Sie atmet auf, offensichtlich ist sie erleichtert. »Das ist nett, da…«

»Bedank dich nicht schon wieder«, unterbreche ich sie lächelnd. »Es ist doch selbstverständlich, dass ich dich nicht rauswerfe.«

»Für andere nicht unbedingt.«

»Aber du solltest jemanden von einer Sicherheitsfirma kommen lassen, damit deine Fenster und die Schlösser an deiner Tür überprüft werden, um es demjenigen, der gestern bei dir eingestiegen ist, unmöglich zu machen, in deine Wohnung zu kommen«, entgegne ich.

Nickend erhebt sie sich. »Ich werde später mal nach so einer Firma googeln.«

»Gut, alternativ könnte ich meinen Bruder fragen. Er hat sein Restaurant erst vor Kurzem auf den neuesten Sicherheitsstand bringen lassen. Vielleicht kann er dir jemanden empfehlen.«

»Sofern das nicht zu teuer wird, gern.« Abby geht in die Küche, ich folge ihr. »Wo sind Tassen?«

Daraufhin stelle ich mich neben sie und hole aus dem Schrank über der Kaffeemaschine zwei Becher.

»Danke.«

»Milch und Zucker?«

Sie schüttelt den Kopf. »Nein danke.«

»Wow, du bist die erste Frau, die ich treffe, die ihren Kaffee schwarz trinkt.«

»Ich mag ihn eben nicht süß und blond.«

»Ist auch mehr etwas für Frauen, süß und blond zu sein, aber nicht für Kaffee«, erwidere ich grinsend.

»Hm«, macht sie nickend, nimmt die Kanne aus der Maschine und füllt die beiden Tassen.

»Danke, Abby.«

»Gern.« Sie nimmt ihren Kaffee und umklammert den Becher mit ihren Händen. »Ich hoffe, Cleo kommt gleich.«

»Was sagte sie, wie lange es ungefähr dauert?«, erkundige ich mich.

»Etwa eine Stunde, das war vor 20 Minuten.«

»Ah. Die kriegen wir sicher totgeschlagen.«

»Ich gehe davon aus.«

»Setzen wir uns?«

»Okay.« Sie geht auf die Couch und zieht den Bademantel, der von ihren Oberschenkel gerutscht ist und diese nun entblößt, zurecht. »Woher kommst du noch gleich?«

»Aus Kalifornien.«

»Woher genau?«

»L.A.«

»Hast du dort auch schon als Musiker gearbeitet?«

»Habe ich, ich war aber nur mäßig erfolgreich und dann hat meine Freundin mich rausgeschmissen und der Gentlemen's Squad suchte auf seiner Website nach einem neuen Gitarristen, also habe ich mich auf die Stelle beworben, kam für zwei Wochen her und habe den Posten bekommen. Mein Bruder hat mir dann bei der Wohnungssuche geholfen und hier bin ich«, erzähle ich ihr.

»Warum hat sie dich rausgeworfen?«

»Ich weiß es nicht.«

Abby betrachtet mich nachdenklich. »Muss schwer gewesen sein, oder?«

»Ja, wir waren seit der Highschool zusammen.«

»Alex und ich sind auch seit zwölf Jahren ein Paar. Er ... war in der Schulband und ein echter Rebell, während ich im Schulorchester gespielt und mich mustergültig verhalten habe«, erzählt sie und lächelt dabei verträumt.

»Sie können zwar aus unseren Leben verschwinden, aber nicht aus unseren Herzen und Erinnerungen.«

Sie zieht die Nase hoch. »Du hast recht.«

Vorsichtig lege ich meine Hand auf ihre Schulter. »Abby, du musst mit mir nicht über diese Dinge sprechen, aber wenn du es willst, höre ich dir zu.«

»Das ist nett von dir.«

»Du bedankst dich ja gar nicht«, stelle ich lächelnd fest.

»Das soll ich doch nicht.«

»Stimmt, weil es selbstverständlich ist. Versteh es unter Nachbarschaftshilfe, wenn du es nicht unter Bekannt- oder Freundschaft verstehen willst.«

Langsam greift sie nach meiner Hand und nimmt sie in ihre. Sie betrachtet meine Handfläche und meine Finger. »Du hast so typische Gitarristenhände.«

»Rau?«

»In gewisser Weise und sehr kurze aber gepflegte Fingernägel«, stellt sie fest und scheint sich dabei in einer Erinnerung zu verlieren.

»Na ja, es muss ja nicht so aussehen, als würde ich sie mir an den Saiten abschrammeln«, scherze ich.

Sie lacht aus tiefster Kehle, doch hält sie sich im nächsten Moment die Hand vor den Mund. »Sorry.«

»Kein Grund zur Entschuldigung, ich höre dich gern lachen.«

Abby senkt ihre Hand und lächelt mich an.

Bevor sie etwas sagen kann, klopft es an der Tür. »Sicher ist das deine Schwester.«

»Hm.« Ihr Lächeln erfriert, als ich mich erhebe, um Cleo die Tür zu öffnen.

»Oh, du siehst nicht wie eine Cleo aus«, sage ich amüsiert, als mein Bruder vor mir steht.

Er schaut an sich herunter. »Dafür habe ich eindeutig zu wenig Brüste.«

Ich trete einen Schritt zur Seite. »Komm rein.«

»Danke.« Er betritt meine Wohnung und bleibt irritiert stehen, als er Abby sieht. Mit einer gehobenen Augenbraue sieht er mich an.

»Caden, das ist Abigail, meine Nachbarin, Abby, das ist mein Bruder Caden«, stelle ich die beiden einander vor.

»Ihr habt doch nicht, oder doch?«, fragt er neugierig, wie er ist, aber auch ein wenig irritiert.

Abby schüttelt hektisch den Kopf. »Nein, letzte Nacht ist jemand in meine Wohnung eingestiegen und Ethan hat versehentlich die Tür zugezogen, nachdem er sich umgesehen und ich hier gewartet habe. Er war so nett und hat mich im Gästezimmer übernachten lassen.«

Seine Augen werden größer, als er, während sie spricht, wieder zu mir sieht. Ganz bestimmt glaubt er ihr kein Wort.

»Sieh mich nicht so an, es stimmt«, bestärke ich ihre Aussage. »Möchtest du einen Kaffee?«

»Gern.«

Nickend wende ich mich der Küche zu. »Könntest du Abby die Nummer von dem Sicherheitsfatzke, der die Kameras und so in deinem Restaurant installiert hat, geben?«

»Klar, aber warum?«

»Damit die Riegel an den Fenstern zeitgerecht und zuverlässig sind.«

»Sind sie das nicht?«, fragt er.

»Na ja, man könnte meinen, dass noch etwas Bombenstaub aus dem Bürgerkrieg daran haftet«, sagt Abby scherzhaft.

Caden lacht auf. »Warte, ich gebe dir seine Nummer.«

»Ich habe mein Handy nicht dabei«, erwidert sie.

»Wie gut, dass mal jemand Kluges Kugelschreiber und Notizzettel erfunden hat, sonst wären wir jetzt aufgeschmissen«, neckt er sie und in mir kocht die Eifersucht hoch. Der Mistkerl flirtet eindeutig mit ihr.

Abby errötet wegen Cadens Bemerkung und schaut in ihre Tasse.

Er notiert ihr die Nummer der Firma und reicht ihr den Zettel. »Sagen Sie ihm, dass Caden Walker Sie schickt, dann macht man Ihnen einen guten Preis.« Anschließend zwinkert er ihr zu.

Ich bringe ihm seinen Kaffee. »Hier.« Fuck, ich kann meine Gefühle nicht unterdrücken.

»Danke«, entgegnet er überrascht, sicher, weil ich so harsch bin.

»Bitte«, grummle ich und setze mich in meinen Schwingsessel. Genervt nutze ich ihn dafür, wozu er da ist. Zum Schwingen.

»Ich … werde vor meiner Wohnung auf meine Schwester warten«, verkündet Abby leise. Sie steht auf, anschließend verlässt sie meine Wohnung, bevor ich auch nur auf die Idee kommen kann, sie aufzuhalten.

Ich seufze. »Na super.«

»Ist das die Kleine, die du heiß findest?«

»Ja, das ist die Kleine mit dem Ehemann, der seit drei Jahren im Koma liegt«, antworte ich und sehe ihn vernichtend an. »Danke, dass du sie angemacht hast.«

»Ich habe sie nicht angemacht.«

»Nein, sicher nicht«, stoße ich voller Sarkasmus aus. »Du flirtest nie.«

»Ethan, ich habe nicht bewusst mit ihr geflirtet, ich wollte bloß freundlich sein«, erwidert er gelassen.

»Und du warst unheimlich freundlich und so charmant«, brumme ich und nehme einen großen Schluck kalten Kaffee, weshalb ich das Gesicht verziehe.

»Sie scheint dir ja mächtig den Kopf verdreht zu haben«, stellt er fest und setzt sich aufs Sofa, genau auf den Platz, auf dem Abby noch vor wenigen Augenblicken saß.

»Hat sie, aber sie merkt es nicht.«

Er legt den Kopf schief. »Mit einem Mann im Koma hat man andere Gedanken.« Caden räuspert sich. »Aber immerhin ist sie in deinem Bademantel abgehauen, was heißt, dass du sie wiedersehen wirst.«

»Sofern sie ihn mir nicht einfach vor die Tür legt«, sinniere ich. »Als ich heute Morgen aufgewacht bin, lag sie neben mir im Bett. Sie meinte, sie wäre im Bad gewesen und danach sicher ins falsche Zimmer gegangen. Klingt nicht besonders glaubwürdig, oder?«, hake ich nach.

Caden lehnt sich zurück. »Was denkst du? War sie ehrlich oder hat sie gelogen?«

»Ich kann sie nicht einschätzen. Mal wirkt sie zu Tode betrübt, mal fröhlich wie gestern, da habe ich sie das erste Mal richtig lachen hören.«

Mein Bruder seufzt. »Dass du sie zum Lachen bringst, ist doch ein gutes Zeichen.«

»Findest du?«

»Jede Frau ist von einem Mann mit Humor begeistert und deiner ist wirklich einzigartig. Oder eigenartig ... oder sogar beides«, neckt er mich lachend.

»Sie hat sich an mich gekuschelt.«

»Vielleicht hatte sie Sehnsucht nach einer starken Schulter, die ihr Halt gibt.«

»Möglich«, nicke ich und stelle meine Tasse weg. Die kalte Plörre werde ich sowieso nicht mehr trinken.

»Nein, definitiv. Warum sollte sie sonst in dein Schlafzimmer kommen und sich an dich kuscheln?«

»Ich hab keine Ahnung. Wahrscheinlich wollte sie nach drei einsamen Jahren mal wieder neben einem Mann schlafen«, sinniere ich und massiere mein Nasenbein mit Daumen und Zeigefinger. »Sie wird mich im wachen Zustand niemals so nah an sich heranlassen.«

Caden nickt, trinkt einen Schluck und stellt den Kaffeebecher geräuschvoll auf den Tisch. »Vielleicht, vielleicht auch nicht.«

»Du hast was?«, vernehme ich plötzlich Cleos laute, beinahe hysterische Stimme.
»Wer war das?«, möchte mein Bruder wissen.
»Das war Abbys Schwester.«
»Diese Cleo, von der sie sprach?«
»Genau die.«
»Ist sie heiß?«
»Nicht mein Typ.«
»Also ja, aber für deinen Geschmack zu heiß«, meint er amüsiert.
»Abby ist heißer, finde ich«, halte ich dagegen.
»Woher hat sie eigentlich diese Narbe im Gesicht?«, erkundigt er sich.
»Sie hatte vor drei Jahren einen Unfall mit ihrem Mann, er liegt im Koma, sie hatte bloß ein paar Prellungen, Schnittwunden und ein gebrochenes Schlüsselbein«, erkläre ich nachdenklich.
»Abigail Hudson, das hast du nicht wirklich getan?«, quietscht Cleo wieder.
»Geht das vielleicht auch leiser und in meiner Wohnung?«, hakt Abby ernst nach.
»Und dann wirst du mir jedes schmutzige Detail anvertrauen.«
»Ich werde dir nie wieder etwas erzählen«, höre ich Abby noch leise sagen.
Lächelnd sehen mein Bruder und ich einander an.

***

ABIGAIL

Meine Schwester hat mit ihren Ausbrüchen sämtliche Nachbarn unterhalten, weshalb ich nur ungern meine Wohnung verlassen habe. Aber nun sitze ich neben dem Bett meines Mannes, betrachte ihn und wünsche mir, noch einmal in seine haselnussbraunen Augen schauen zu können. Wie sie immer gestrahlt haben, wenn er mir sagte, dass er mich liebt. Nur noch ein einziges Mal … Ich würde alles dafür geben, es ihn nur noch ein einziges Mal sagen zu hören. Einmal. Ich streichle Alex' Hand. »Ich liebe dich so sehr«, wispere ich ihm zu, doch er reagiert mit keiner Faser. Sein Körper, der vor mir liegt und so unglaublich kalt ist, obwohl er aussieht, als würde er schlafen, bewegt sich nicht. Bloß seine Brust hebt und senkt sich im stetigen Rhythmus des Beatmungsgeräts.

»Du würdest mich hassen, wenn du wüsstest, wie lange ich dich schon in diesem Zustand am Leben erhalten lasse«, erzähle ich ihm – wie jedes Mal.

Er reagiert nicht – wie jedes Mal.

»Und sicher würdest du mich zu einem Psychologen schleifen, weil ich dich einfach nicht gehen lassen kann und sogar gegen das Krankenhaus geklagt habe, als man mich unter Druck setzte, damit ich die Maschinen abschalten lasse.«

Nur das Piepen des EKG-Monitors und das Rauschen des Beatmungsgeräts sind zu hören.

»Ich würde alles dafür geben, nur noch einmal deine Stimme zu hören.« Ich seufze. »Ich habe zwar die Aufnahmen unserer Hochzeit und viele andere von deinen Auftritten oder anderen Anlässen, aber das ist nicht dasselbe«, wispere ich. Ich lege meine Stirn auf seine Hand. »Du fehlst mir so, Alex. Ich weiß nicht, wie ich ohne dich leben soll.«

Mir ist bewusst, dass er sagen würde, dass er nur ein langes Kapitel in meinem Buch des Lebens sei, aber nein. Er ist mein Buch und ich bin nur das Kapitel. Das längst abgeschlossene Kapitel. Oder wir beide sind der Epilog in einem gemeinsamen Roman über unsere Existenz. Vielleicht bin ich auch längst tot und erlebe meine persönliche Hölle, doch warum hätte dann Ethan auftauchen sollen? Was dieser Mann an mir findet, weiß ich allerdings nicht. Immer wieder biedert er sich an, was nicht verwerflich, aber anstrengend ist.

Noch eine ganze Weile bleibe ich bei Alex sitzen, erzähle ihm davon, was ich letzte Nacht gemacht habe, und habe das Gefühl, ihn lachen zu hören. Ich muss verrückt geworden sein.

***

Tränenblind, nachdem Alex' Arzt mir noch einmal die schlechte Diagnose verdeutlicht hat, bin ich auf dem Heimweg. Ich bemerke gar nicht, wie die Blocks an mir vorbeiziehen, obwohl ich zu Fuß gehe. Bis ins French Quarter brauche ich auf dem Fußweg ewig, aber New Orleans ist es wert, gesehen zu werden.

Ich erreiche den Lafayette Friedhof, den ich überqueren muss, um schneller zu Hause anzukommen. Mit einem tiefen Atemzug betrete ich den geweihten Boden, passiere ein Mausoleum nach dem anderen und mich fröstelt es, obwohl Hochsommer ist. Alex' Familie hat eine Gruft auf diesem Friedhof, an der ich ebenfalls vorbeikomme. Ein riesiges Ding, das mir Angst macht. Angst vor dem, was bald auf mich zukommen wird. Kurz nach dem Unfall habe ich stundenlang vor ihr gestanden und dabei gehofft, dass ich alles rückgängig machen könnte, wenn ich das Gestein nur lang genug anstarre.

Es brachte nichts.

Weder damals noch heute.

Inzwischen ignoriere ich das Mausoleum, wenn ich es passiere, denn ich weiß genau, dass ich eines Tages davor stehen und Alex' Grabrede halten werde. In diesen Momenten wird mir niemand Halt geben. Ich bin mir sogar sicher, dass, außer Cleo und mir, niemand kommen wird. Seine Eltern wollten die lebenserhaltenden Maschinen schon damals abschalten lassen, ich habe mich dagegen gewehrt. Das war der Tag, an dem sie mit mir gebrochen hatten. Als seine Frau hatte und habe ich mehr Entscheidungsgewalt als sie.

Ich passiere das Grab von Delphine LaLaurie, einer Serienmörderin, die hier begraben ist, und komme auch an dem angeblichen Grab von Marie Laveau, einer stadtbekannten Vodoopriesterin, vorbei. Ich habe in den letzten Jahren so unglaublich viel über diese Stadt gelesen. Geschichten, Legenden, Mythen, nichts war sicher vor meinem Wissensdurst.

***

Als ich den Friedhof endlich hinter mir gelassen habe, atme ich auf. Bis nach Hause habe ich es nicht mehr weit. Und ich bin so froh, wenn ich mich endlich in meine Wohnung zurückziehen kann.

»Abby?«

Ich bleibe stehen und schließe die Augen, dann schlage ich sie auf. Langsam schaue ich mich um, um Ethan zu suchen.

»Hey«, sagt er lächelnd, als er auf mich zukommt.

»Hi.«

»Wohin des Weges?«

»Nach Hause«, antworte ich. »Und das schnell.«

Er mustert mich. »Du hast Schweiß auf der Stirn stehen.«

»Deshalb will ich nach Hause.« Ich wende mich ab, um weiterzugehen.

»Hey, warte.« Er umfasst meinen Oberarm, doch glücklicherweise nicht schmerzhaft fest.

»Was ist denn?«, frage ich atemlos. Als ich nicht pausenlos darüber nachgedacht habe, dass ich draußen bin, ging es mir gut, aber jetzt rast mein Herz und schlägt so schmerzhaft fest gegen meine Rippen, dass ich das Gefühl habe, dass es die hinderlichen Bögen jeden Moment durchbricht. Bloß, um dann pulsierend auf dem Boden liegend ein Blutbad anzurichten.

»Hast du Lust, mit mir essen zu gehen?«

»Nein«, erwidere ich nach Luft ringend. »Ich muss wirklich nach Hause.« Panik erfasst mich, kalter Schweiß rinnt meine Wirbelsäule hinab und um mich herum dreht sich alles. »O Gott«, stoße ich noch aus, dann geben meine Beine unter mir nach und die Welt wird schwarz.

****

Als ich langsam wieder zu mir komme, dröhnt mein Kopf, außerdem ist mir speiübel.

Ich schlage die Augen auf und erkenne die Umgebung nicht. Es ist nicht mein Bett, in dem ich liege. Mein Kopftuch, mit dem ich mein Gesicht und meine Haare im Verborgenen hielt, ist weg.

»Du bist aufgewacht«, stellt Ethan fest.

Ich sehe ihn an, doch schweige ich.

»Ich wollte nicht einfach in deine Wohnung, deshalb habe ich dich hierher gebracht.«

Nickend schlüpfe ich aus dem Bett. »Danke.« Meine Stimme klingt nicht nach mir, sondern nach einer Version von mir, die eine Wolldecke im Mund hat. Genauso fühlt sich auch meine Zunge an. Als hätte ich an einem Teppich aus Wollmäusen geleckt, flockig, trocken, wie ein Fremdkörper in meinem Mund.

»Wie fühlst du dich, Abby?« Ethan stellt sich mir in den Weg, als ich ihm nicht antworte. »Hey.« Er greift an meine Schultern und hält mich fest, weshalb ich den Blick hebe. »Ich lasse dich nicht gehen, bevor du mir nicht sagst, was das da draußen gewesen ist.«

»Ich«, krächze ich unverständlich.

»Okay, du setzt dich und ich hole dir ein Glas Wasser«, sagt er entschieden, dirigiert mich zurück zum Bett, dann verlässt er sein Schlafzimmer.

Ich atme tief durch und lasse meinen Blick schweifen. Meine Beine fühlen sich schwer an, mein Kopf, als wäre er mit Watte gefüllt und meine Augen lassen mich im Stich, weil schwarze Punkte in meinem Sichtfeld tanzen. Ich hasse diese Kreislaufzusammenbrüche, die mit einer Panikattacke einhergehen.

Als Ethan zurückkommt, betrachtet er mich nachdenklich, dabei reicht er mir ein Glas Wasser. »Trink das.«

Ich tue es, statt es abzulehnen, obwohl ich einfach nur nach Hause will. »Danke«, sage ich leise, bevor er mir das leere Glas aus der Hand nimmt.

»Wie fühlst du dich?«

»Besser«, erwidere ich, ohne ihn anzusehen.

»Wirklich?«

»Ja.«

»Passiert dir das öfter?«

»Ethan, ich kann rausgehen, wenn ich nicht darüber nachdenke, dass ich draußen und nicht in Sicherheit bin. Aber du hast mich in diesem Moment aus meiner Gedankenblase geholt, die Wirklichkeit holte mich ein und Panik ergriff mich«, erkläre ich kleinlaut und erhebe mich. »Danke, dass du mich nicht ins Krankenhaus gebracht hast.«

Er steht ebenfalls auf. »Ich möchte, dass du hierbleibst.«

Irritiert schaue ich ihn an. »Wie bitte?«

»Bleib hier. Wenn du bei mir bist, kann ich dir helfen, sollte es dir schlechter gehen, aber ich kann es nicht, wenn du bei dir bist«, erklärt er.

»Ethan, ich werde nach Hause gehen.«

»Dann lass mich mitkommen. Die Probe habe ich schon abgesagt und ich hätte Zeit, um ein Auge auf dich zu haben.«

Ich fühle mich bedrängt und mein Herzschlag beschleunigt sich ein weiteres Mal an diesem Tag. »Nein«, stoße ich aus, gehe an ihm vorbei und renne regelrecht in mein Apartment. Die Tür knalle ich hinter mir zu, schließe sie ab und lehne mich schlussendlich dagegen. Erleichterung durchströmt mich, denn hier bin ich in meinem Reich, meiner Welt.

Es klopft. »Abby, warum läufst du schon wieder vor mir weg?«

»Geh einfach.«

»Nein, ich bleibe so lange vor deiner gottverdammten Tür stehen, bis du sie geöffnet hast!«

»Geh!«, kreische ich.

»Nein, also entweder lässt du mich jetzt rein oder ich bleibe tagelang wie ein Idiot hier stehen.«

Dann soll er doch Idiot spielen. Ich will ihn nicht sehen.

***

Ein Poltern weckt mich. Ich bin gegen die Wohnungstür lehnend eingeschlafen. Mühsam blinzle ich gegen die Dunkelheit an und erkenne Schemen. »Wer sind Sie?«, frage ich in die Düsternis.

Ein weiteres Poltern, die Person will zum Fenster, doch ich stehe schnell auf und schalte das Licht an. Eine junge Frau will gerade herausklettern.

»Stopp!«, schreie ich ihr in den Rücken.

»Abby, ist alles okay?« Das ist Ethan.

»Wer sind Sie?«, wiederhole ich, als sie sich zu mir umdreht. Sie wirkt jünger als ich, doch schweigt sie. »Wenn Sie mir nicht sofort sagen, wer Sie sind, rufe ich die Polizei.«

Sie atmet tief durch. »Ich bin Tiffany.«

Ich hebe eine Augenbraue. »Und weiter?«

»Chambers.«

Ich greife zu Alex' altem Lacrosse Schläger im Schirmständer und öffne die Schlösser meiner Tür. »Komm rein«, sage ich an Ethan gewandt, als sie geöffnet ist.

»Wer ist das?«, fragt er irritiert.

»Tiffany Chambers und sie ist in meine Wohnung eingebrochen.«

»Ich bin durchs offene Fenster gekommen.«

»Das Fenster war verschlossen, als ich nach Hause kam«, erwidere ich, denn seit jener Nacht, in der ich bei Ethan übernachtet habe, habe ich es nicht mehr geöffnet. »Warum sind Sie hier?«

»Weil ich auf der Suche nach Alex Hudson bin. Ich dachte, hier finde ich Hinweise auf ihn.«

»Was wollen Sie von meinem Mann?«, hake ich feindselig nach.

»Ihrem Mann?«

»Ja, meinem Mann.«

»Alex Hudson, der Gitarrist des Gentlemen's Squad ist Ihr Mann?«

»Ja, seit acht Jahren«, lasse ich sie wissen.

Tiffany fährt sich mit der Hand übers Gesicht. »Fuck.«

»Woher kennen Sie meinen Mann?«

Sie schluckt.

»Raus mit der Sprache!«, herrsche ich sie an.

»Alex und ich waren ein Paar.«

Meine Kinnlade klappt herunter. »W-was?«

»Wir waren ein Paar und haben einen kleinen Sohn. Sein Name ist Trevor.«

»Oh mein Gott«, stoße ich aus und spüre, wie meine Beine weich werden. Allerdings fängt Ethan mich auf, bevor ich den Halt verliere.

»Es tut mir leid, dass Sie es auf diese Weise erfahren«, sagt Tiffany beinahe beiläufig.

Ich atme schwer.

»Sie müssen verstehen, dass das eine ziemlich krasse und wenig erfreuliche Neuigkeit ist.«

Tränen strömen über meine Wangen. »Wann und wie … wie alt … ist …« Meine Worte bleiben mir im Hals stecken.

»Wie alt ist Ihr Sohn?«, fragt Ethan an meiner Stelle.

»Trevor ist vier, bald wird er fünf.«

Zeitlich passt es, denn vor gut sechs Jahren hatten wir eine äußerst schwierige Phase. Beinahe hätten wir uns sogar getrennt, weil einfach alles schiefging. Die Band hatte keine Aufträge, ich war viel unterwegs und wenn ich zu Hause war, stritten wir uns.

»Soll ich es ihr sagen?«, wendet Ethan sich an mich.

Ich nicke hektisch, während ich versuche, wieder zu Atem zu kommen.

»Tiffany, am besten setzen Sie sich.« Er deutet auf das Sofa, zu dem er mich auch bringt. Allerdings hilft Ethan mir auf den Sessel, vermutlich, damit Tiffany und ich uns nicht zu nah kommen. Als wir alle sitzen und Ethan quasi den Schiedsrichter zwischen uns darstellt, sieht er sie an. »Alex hatte vor drei Jahren einen schweren Autounfall und liegt seither im Koma. Er wird nicht mehr aufwachen.«

Sie schlägt sich die Hand vor den Mund. »O Gott.«

Ich senke den Blick, ziehe mich in mich selbst zurück und blende ihr Gespräch aus, während Tränen meine Welt verschwimmen lassen.

***

»Mrs. Hudson?«

Ich schaue hoch. »Hm?«

»Es tut mir sehr leid. Alex sagte immer, dass er ungebunden sei. Hätte ich gewusst, dass er verheiratet ist, dann …«

»Hören Sie auf!«, fahre ich ihr lautstark über den Mund. »Und raus. Raus aus meiner Wohnung und wenn ich Sie einmal bei Alex im Krankenhaus sehe, werde ich Sie wegen Hausfriedensbruch anzeigen!«

»Mrs. Hudson, ich wollte doch nur wissen, was aus ihm geworden ist. Von einem Tag auf den anderen meldete er sich nicht mehr und ich hatte nicht genug Geld, um Trevor zu versorgen«, sagt sie weiter.

»Raus hier!«, schreie ich sie an. »Wagen Sie sich nicht, noch einmal herzukommen!«

»Abby, beruhig dich«, spricht Ethan leise auf mich ein, doch ich ignoriere ihn.

»Halt dich raus. Halt dich einfach raus!«, sage ich aufgebracht.

»Sie sollten besser gehen«, wendet er sich an Tiffany. Tiffany. So ein asozialer Name, aber der passt zu so einer Hure, die sich in meine Ehe gedrängt hat.

»Es tut mir wirklich leid, Mrs. Hudson.«

Ich ignoriere sie, so gut ich kann, denn anderenfalls könnte ich nicht für ihre körperliche Unversehrtheit garantieren. In mir tost ein Sturm, der Wut, Trauer, Betroffenheit und Ekel in sich vereint. Es ist eine explosive Mischung und ich will nicht, dass sie sich entlädt.

Ethan begleitet sie zur Tür, während ich noch immer weine. Vor Enttäuschung, vor Wut, weil mir das Herz gebrochen wurde. Ich bin so unglaublich verletzt. Und sauer. Auf Alex, auf Tiffany, sogar auf mich selbst, weil ich nichts, aber auch gar nichts gemerkt habe.

Als sie weg ist, geht er vor mir in die Hocke. »Hey«, raunt er mir zu und legt seine Hand auf mein Knie. »Wie fühlst du dich?«

Kopfschüttelnd wende ich den Blick ab und schaue zum geöffneten Fenster, das ich wegen meiner Tränen kaum erkenne.

»Beschissen ist wohl kein Ausdruck, hm?«

Einmal mehr schüttle ich den Kopf.

»Ich weiß, was dagegen hilft, aber dafür musst du deine Prioritäten über den Haufen werfen.«

Fragend schaue ich ihn an.

»Wir betrinken uns. Hier kann dir nichts passieren.«

Ein weiteres Kopfschütteln.

»Ein einziger Drink.«

Ich hole tief Luft, rasselnd und zitternd füllt sie meine Lungen.

»Gib dir einen Ruck.«

»Okay«, wispere ich schließlich, denn ich weiß, dass ich nur so meine Ruhe haben werde. Wenn er nicht hinsieht, werde ich den Inhalt des Glases einfach in den Topf des Fikus kippen. Der wird zwar eingehen, aber das ist das geringere Übel.

Ethan verlässt meine Wohnung, doch diesmal ist er so clever und nimmt meinen Schlüssel von der Kommode neben der Wohnungstür mit sich.

Die Idee, ihn einfach auszusperren, hat sich damit in Luft aufgelöst. Während ich darauf warte, dass er zurückkommt, lehne ich mich zurück. Ich schließe die Augen, denn sie brennen vom Weinen, außerdem will ich keine weiteren Tränen mehr vergießen. Alex hat sie nicht verdient, Tiffany hat sie nicht verdient, niemand hat sie verdient. Seit drei Jahren kämpfe ich mit der Trauer um den Mann, der mir immer treu sein sollte, es aber nicht war. Ich weiß nicht, wie lange etwas zwischen den beiden lief, das Kind wird fünf, also müssen es knappe drei Jahre gewesen sein. Sechs verdammte Jahre ist es her, dass er mich mit dieser Frau betrogen hat. Dort war er, wenn er lange unterwegs war. Ihr Parfüm war es, das ich damals so oft an ihm roch. Sie. War. Es.

»Da bin ich wieder«, verkündet Ethan und hält eine Flasche Bourbon in den Händen. »Und die leeren wir jetzt.«

»Nein«, hauche ich. »Ein Glas, mehr nicht.«

* * *

Zum dritten Mal füllt Ethan mein Glas. In meinem Kopf breitet sich ein Gefühl des Beschwipstseins aus. Er hat schon wesentlich mehr getrunken, aber macht nicht den Anschein, als wäre er auch nur im Geringsten angetrunken.

»Am schlimmsten ist doch, dass er mich so lange belogen hat«, maule ich undeutlich, im nächsten Moment hickse ich.

»Und du bist betrunken.«

»Bin ich nicht.«

»Bist du doch.«

»Nein.«

»Doch.«

»Nein.«

»Doch und jetzt hör auf, mir zu widersprechen.«

»Neihen!«, erwidere ich mit Nachdruck und grinse ihn an. Mein Gesicht glüht, mein Herz schlägt schnell und in meinem Mund brennt sich der Geschmack des Bourbons auf meine Zunge. Intensiv und doch mild, stark und doch zart. So viele Gegensätze in nur einem Schluck.

»Du bist voll wie zehn pubertäre Teenager nach einem Shot«, meint er überzeugt.

»Und du bist doof wie zehn pubertäre Footballspieler, die nur mit ihrem Schwanz denken.«

Ethans Gesichtszüge entgleisen. »W-wie bitte?«

Ich rutsche näher zu ihm. »Du. Bist. Doof. Wie. Zehn. Pubertäre. Footballspieler. Die. *Nur*. Mit. Ihrem. *Schwanz*. Denken«, betone ich absichtlich jedes einzelne Wort. Unsere Nasenspitzen berühren sich beinahe, als wir einander in die Augen sehen.

Es ist Ethan, der die letzten Zentimeter zwischen uns überwindet. Seine Lippen treffen weich auf meine, versiegeln jedes Wort in meinem Mund, bis seine Zungenspitze meine Unterlippe streift. »Verzeih«, raunt er, nachdem ihm scheinbar klar geworden ist, was wir getan haben.

»Nein«, wispere ich, ohne den Blick von seinen Augen abzuwenden.

»Nein?«

»Nein!«, sage ich leise, aber nachdrücklich.

Ethan hebt seine Hand an meine Wange und streichelt mich sanft, weshalb ich die Augen schließe. »Du machst es mir wirklich nicht leicht.«

»Muss ich das?«, frage ich flüsternd.

»Etwas leichter darf es schon sein, allerdings befürchte ich, dass du gerade nur wegen ... des Alkohols so locker bist«, raunt er mir zu. »Und das will ich nicht ausnutzen.«

»Was ist denn, wenn ich es ausnutzen will?«, hake ich nach, ohne den Blick abzuwenden.

»Dann müsstest du es allein tun, denn ich werde deinen Zustand nicht ausnutzen.« Sanft aber bestimmt schiebt er mich von sich. »Ich gehe besser.«

Unverhofft breche ich in Tränen aus.

Ethan schaut mich ratlos an. »Was ist denn jetzt los?«

»Alex stirbt.«

Er seufzt. »Ich weiß und ich wünschte, es wäre nicht so.«

»Du kennst ... ihn doch ... gar nicht.«

»Aber ich kenne dich ein wenig und finde, dass du es nicht verdient hast, deine große Liebe zu verlieren.«

»Aber er hat ... er hat ... mich ... mich ... betrogen«, japse ich.

»Eigentlich hat er dich gar nicht verdient.«

»Und jetzt ... stirbt er einfach.« Ich versuche, mich zu beruhigen, doch nichts passiert. »Ich konnte ... kann ... mich nicht einmal ... von ihm verabschieden.«

Ethan zieht mich in seine Arme und streichelt meinen Hinterkopf, doch auch das führt zu nichts. Obwohl er diverse Male »Schh« sagt, bleibe ich aufgelöst.

***

ETHAN

Ich weiß nicht, was Abby auf einmal geritten hat, dass sie in Tränen ausgebrochen ist, doch ich denke, es wird am Alkohol liegen. Es war das erste Mal, dass sie mir gegenüber ihren Gefühlen so richtig freien Lauf gelassen hat. Sie hat sich nicht geschämt, sondern alles rausgelassen, was sie bedrückt. Und sie hat mich geküsst, beziehungsweise sich von mir küssen lassen. Nun schläft sie in meinen Armen, nachdem sie mich mehrmals angebettelt hat, dass ich sie nicht allein lasse. Aber das werde ich später tun. Ich möchte nicht, dass sie morgen früh wieder so verwirrt ist, wie sie es nach ihrer Panikattacke war. Vielleicht kommt sie zu mir, nachdem sie aufgewacht ist. Vielleicht.

Ich stehe auf, dabei hebe ich sie mit hoch, anschließend suche ich mit ihr auf den Armen nach ihrem Schlafzimmer. Nach dem dritten Versuch – mehr Türen gibt es neben der Wohnungstür nicht in dieser Wohnung – habe ich es gefunden. Ich komme mir wie ein Eindringling vor, als ich es betrete, um sie in ihr Bett zu legen.

»Bleib bei mir«, wispert sie, als ich sie vorsichtig abgelegt habe.

»Ich gehe nicht weg«, erwidere ich nicht lauter und ziehe ihr die Schuhe aus.

Abby will sich aufrichten, aber scheinbar ist sie zu müde, um die Kraft, sich aufzurichten, aufzubringen. »Ich muss mich umziehen.«

»Bleib liegen, ich helfe dir.«

Dennoch öffnet Abby den Gürtel und ihre Jeans, die sie mühsam von ihren Hüften schiebt. »Danke, Alex.«

Ich weiß, ich sollte nicht hinsehen, aber ich kann nicht anders, wenn ich ihr helfen will. Auch sollte ich sie nicht verurteilen, weil sie mich Alex genannt hat. Ich greife an den Bund ihrer Hose, ziehe sie von ihren Schenkeln und werfe einen kurzen Blick auf ihren Slip. Schwarze Spitze, die nicht gerade viel verdeckt. Mein Schwanz meldet sich mit einem Ziehen. Verdammt! Wie gern würde ich ihr dieses störende Stück Stoff vom Leib reißen und sie ficken, aber nein. Ich werde standhaft bleiben und es nicht tun, wenn sie betrunken ist. Sie soll nüchtern sein. Es bewusst erleben. Mich spüren und nicht die Illusion, die der Alkohol ihr vorspielt.

Nachdem sie sich irgendwie von ihrem BH befreit hat, ohne ihr Shirt auszuziehen, decke ich sie zu. »Bleib bei mir, Alex.«

Ich mustere sie irritiert, weil sie mich zum zweiten Mal mit seinem Namen angesprochen hat.

Abby umklammert mein Handgelenk, als ich aufstehen will. »Bitte. Bleib. Bei. Mir.«

»Ich bin aber nicht Alex.«

»Ich weiß«, wispert sie. »Trotzdem will ich, dass du bleibst.«

Ich seufze resigniert. Warum lasse ich mich darauf ein? Ich sollte ihren Griff von meinem Handgelenk lösen und gehen, aber das tue ich nicht. »Ich muss meine Schuhe ausziehen.«

Sie schlägt die Augen auf und sieht mich im diffusen Licht, das von der Straße ins Schlafzimmer scheint, an.

Ich kicke die Schuhe von meinen Füßen, anschließend umrunde ich das Bett und lege mich zu ihr, doch ich bleibe über der Decke, statt ihr zu nah zu kommen.

»Darf ich mich an dich kuscheln?«

»Du bist vollkommen verändert, wenn du Alkohol getrunken hast«, stelle ich fest.

Sie dreht sich zu mir und in ihren sonst smaragdgrünen Augen glänzt das Licht der Straßenbeleuchtung. »Ich weiß.«

»Deshalb wolltest du nichts trinken, nicht wahr?«

»Ja.« Abby rutscht näher zu mir. »Darf ich nun, oder nicht?«

Seufzend breite ich die Arme aus und sie kuschelt sich an mich. »Würdest du mich am Wochenende zu meinem Auftritt begleiten?«

»Nein«, antwortet sie sofort. »Aber ich drücke dir von hier aus die Daumen.«

»Wirst du mich irgendwann mal begleiten?«

»Vermutlich nicht.«

»In Ordnung.«

Abby legt ihre Wange an meine Brust. Sie schweigt und schon bald ist sie eingeschlafen.

***

ABIGAIL

Vier Monate später

Cleo hält meine Hand, während ich dabei zusehe, wie Alex' Sarg ins Mausoleum getragen wird. Tränen habe ich keine mehr. Meine Reserven sind scheinbar aufgebraucht, allerdings bin ich wie gelähmt. Bloß die Rede konnte ich vortragen, während mir der Gentlemen's Squad, meine Schwiegereltern, mein Schwager und meine Schwägerin sowie meine Schwester zugehört haben. Ethan ist auch anwesend, doch nähert er sich mir nicht. Vermutlich ist es besser so, obwohl wir uns in den letzten Monaten angefreundet haben. Seit jenem Abend, an dem ich Tiffany kennenlernte und mit ihm getrunken habe, ist er verändert. Er drängt sich mir nicht mehr auf, sondern wartet, bis ich zu ihm komme. Okay, manchmal, wenn ich mich zu lange nicht blicken lasse, kommt er klopfen, sonst nicht. Seit zwei Monaten bin ich immer öfter bei ihm gewesen. Er hat mir dabei geholfen, die Rede zu schreiben, ohne einzugreifen. Formulierungen, die mir nicht gelingen wollten, gelangen ihm sofort. Cleo kommt inzwischen nur noch alle drei Tage bei mir vorbei. Seit Alex' Tod wieder täglich, aber hoffentlich hört es bald auf.

»Dass diese Frau sich hierher wagt«, sagt meine Schwester leise.

Ich hebe den Blick und sehe sie gemeinsam mit Alex' Sohn. »Sie soll sich von ihm verabschieden, außerdem sollten seine Eltern wissen, dass sie einen Enkel haben.«

»Er hat den höheren Erbanspruch, nicht wahr?«

»Der Junge?«, frage ich leise.

»Ja.«

»Nun ja, Alex' und ich haben einen Ehevertrag abgeschlossen, dass alles, was in der Ehe angeschafft wird, nach dem Ableben des anderen an ihn und die gemeinsamen Kinder fällt. Sie und der Junge haben keinerlei Erbanspruch«, erkläre ich, ohne den Blick von dem Sarg aus Mahagoniholz abzuwenden.

»Das tut mir nun gar nicht leid.«

»Mir schon.«

»Willst du ihm etwas von Alex überlassen?«

Ich schüttle den Kopf. »Nein.«

»Warum tut es dir dann leid?«

»Weil sein Vater ein Lügner war, deshalb tut er mir leid.«

Cleo will etwas sagen, doch verschluckt sie sich beinahe an ihren Worten, als die Affäre meines Mannes gemeinsam mit seinem Sohn zu uns tritt.

»Mrs. Hudson?«, spricht Tiffany mich an.

Ich schaue sie nicht an, gebe aber ein »Hm« von mir.

»Es tut mir sehr leid, dass Sie ihn verloren haben.«

Ein Schnauben, mehr bekomme ich nicht hin. Ihr tut es also leid, dass ich Alex verloren habe. Ihr, die Frau, mit der er mich jahrelang betrogen hat, mit der er ein Doppelleben geführt hat.

»Ich wollte Ihnen Trevor vorstellen.«

»Sie sollten besser gehen«, mischt Cleo sich ein, als eine einzelne Träne meine Wange hinabrollt. Wie eine Welle schwappt das Wissen, dass Tiffany Alex auch verloren hat, in mein Bewusstsein. Sie sollte nicht gehen müssen, bloß, weil mein Stolz verletzt und mein Herz gebrochen ist.

»Aber ich möchte ihr doch nur …«

»Lass sie bleiben, Cleo«, sage ich heiser und schniefe. Sie hat das, was ich mir immer gewünscht habe. Ein Kind mit der Liebe meines Lebens.

Tiffany stellt sich neben mich und ich ergreife ihre freie Hand. Sie hat ihn auch verloren und dankbar drückt sie sie. »Danke.«

* * *

Noch Stunden, nachdem die anderen gegangen sind, stehe ich dem Mausoleum gegenüber. Cleo und Ethan, ebenso die anderen Mitglieder der Jazzband haben sich in ein Café in der Nähe, in dem die Trauerfeier stattfindet, begeben. Auch Tiffany ist mit ihnen gegangen. In gewisser Weise lebt Alex in Trevor weiter, für mich bleibt nichts mehr, außer ein paar Fotos, Videos und meine Erinnerungen. Obwohl er mich belogen und betrogen hat, trauere ich um ihn. Er fehlt mir. Es fühlt sich so an, als hätte er ein Stück von mir mitgenommen.

»Abby?«

Ich drehe mich um und sehe Ethan durch die große Sonnenbrille, die mein halbes Gesicht verdeckt, an.

»Wie fühlst du dich?«

Da meine Zunge mir nicht gehorchen will, zucke ich mit den Schultern.

Er kommt näher und sieht sich das Mausoleum an. »Ich weiß, man sagt so was nicht, aber du hast ihm einen schönen Abschied ermöglicht.«

»Danke«, wispere ich und drehe mich wieder um.

Ethan ergreift meine Hand. »Du bist ganz kalt.«

»Ich weiß.«

»Gehen wir?«

»Nach Hause?«, frage ich mit einem leisen Hoffnungsschimmer.

Er nickt mir zu. »Ich denke, du würdest dich nicht wohlfühlen, wenn wir ins Café gehen.«

»Wohl wahr«, stimme ich zu und schaue zu ihm hoch. »Ich würde gern nach Hause gehen.«

Ethan drückt meine Hand, anschließend führt er mich vom Lafayette Friedhof.

* * *

Eine gute Viertelstunde später stehen wir vor meiner Wohnung. »Kommst du auf einen Kaffee mit rein?«

»Gern«, erwidert Ethan, der meine Hand noch nicht losgelassen hat, lächelnd.

Ich erwidere es mühsam, dann angle ich mit der rechten Hand den Schlüssel aus meiner Handtasche.

Als wir meine Wohnung betreten haben, gibt er meine Hand frei. »Soll ich den Kaffee aufsetzen? Inzwischen kenne ich mich ja aus.«

»Ja, dann kann ich mich umziehen«, antworte ich leise, dabei setze ich die Sonnenbrille ab. »Ich muss unbedingt aus diesem Kostüm raus.«

»Dabei steht es dir unheimlich gut.«

»Das ist gerade etwas unpassend«, wispere ich, bevor ich mich abwende.

»Abby, setz dich erst mal. Du hast stundenlang vor Alex' Grab gestanden und dich nicht bewegt. Du bist durchgefroren und … setz dich einfach«, redet er auf mich ein.

Seufzend gebe ich nach, gehe zur Couch und setze mich, nachdem ich aus den Pumps geschlüpft bin. Ich schließe die Augen und reibe meine Nasenwurzel zwischen Daumen und Zeigefinger.

Ethan gibt mir etwas Freiraum und bleibt in der Küche, vermutlich schaut er dem Kaffee dabei zu, wie er langsam in die Kanne fließt.

Ein paar Minuten später kommt er mit der Thermoskanne und zwei Tassen zu mir ins Wohnzimmer. »Die Jungs wollten nachher noch vorbeikommen.«

»Hier?«, frage ich überrascht.

Er nickt. »Sie haben dich heute zum ersten Mal seit Jahren gesehen und möchten für dich da sein.«

Ich schüttle den Kopf. »Ich möchte sie nicht sehen.«

Ethan seufzt. »Gib ihnen eine Chance.«

»Sie haben schuld.«

»Du solltest ihre Version der Geschichte hören«, meint er und tippt auf seinem Handy herum, nachdem er unsere Tassen mit Kaffee gefüllt hat. »Sie weicht sehr von deiner ab.«

»Es ist keine Geschichte, dass sie immer weiter mit ihm getrunken haben.«

»Abby, sechs Männer haben mir unabhängig voneinander erzählt, was an jenem Abend passiert ist. Du warst nicht die ganze Zeit bei ihm, du kannst nicht wissen, was passiert war.«

Ich schaue auf meine Hände. »Sie lügen.«

»Hör es dir einfach an.«

»Nicht heute, Ethan, ich will heute einfach nur allein sein.«

»Soll ich gehen?«

»Nein, du gehörst doch quasi schon zur Einrichtung«, erwidere ich und ringe mir ein Lächeln, das sicherlich nicht meine Augen erreicht, ab.

Ethan sieht mich mit einem unergründlichen Blick an. »Ich gehöre zur Einrichtung?«

»Ein wenig, ja. Du bist so oft hier oder ich bin bei dir ...« Ich beende meinen Satz nicht, weil ich nicht weiß, was ich eigentlich sagen wollte.

Ethan legt seine Hand auf meine. »Du bist immer noch eiskalt. Du solltest deinen Kaffee trinken.«

»Und ein heißes Bad nehmen.«

»Das wäre keine schlechte Idee. Dann geh du ins Bad und ich gehe noch mal zur Trauerfeier, um dich zu entschuldigen.«

»In Ordnung.«

Er beugt sich vor, küsst meine Stirn und erhebt sich. »Bis morgen, Abby.«

»Bye«, wispere ich, ohne ihn aus den Augen zu lassen.

Als er weg ist, erhebe ich mich, um die Tür abzuschließen. Nachdem das erledigt ist, kontrolliere ich die Fenster. Zwar ist seit jenem Abend niemand mehr bei mir eingestiegen, aber trotzdem habe ich die Riegel austauschen lassen, damit etwas dergleichen nicht mehr passieren kann.

* * *

ETHAN

Seit einer Woche habe ich Abby nicht mehr gesehen. Nach der Beerdigung hat sie ihre Wohnung nicht verlassen, auch nicht reagiert, als ich geklopft habe, sogar die Türe hatte sie blockiert, damit Cleo nicht zu ihr reinkommen konnte. Nun ja, sie hatte den Schlüssel im Schloss stecken lassen. Ich weiß nicht, ob ich es noch einmal versuchen soll, sie zu erreichen, denn ich will sie nicht bedrängen. Abby soll von sich aus auf mich zukommen, aber Cleo ist nicht so geduldig wie ich.

Als ich die Wohnung verlasse, steht die Tür zu Abbys Wohnung offen. Ich werfe einen Blick hinein, dann klopfe ich gegen den Türrahmen.

»Du stellst dich tot, wenn ich klopfe, du reagierst nicht auf meine Anrufe, du ziehst dich wieder komplett zurück … Spinnst du eigentlich?«, vernehme ich Cleos aufgebrachte Stimme.

Ich betrete Abbys Apartment. »Abby, Cleo?«

Cleo kommt aus dem Schlafzimmer, dicht gefolgt von Abby, die aussieht, als hätte sie seit sieben Tagen weder Wasser noch Seife gesehen. »Was machst du denn hier?«, geht Cleo mich an. »Du hast mir versprochen, ein Auge auf sie zu haben, und was ist? Du hattest es nicht. Was bist du eigentlich für ein Arschloch?«

»Whoa, Moment mal. Ich habe dir gesagt, dass ich mich melde, wenn sie zu mir kommt, mehr nicht«, verteidige ich mich.

»Leute, ich bin 27 Jahre alt, behandelt mich nicht wie ein Kind!«, mischt Abby sich ein. »Und jetzt geht, ich will allein sein.«

»Was riecht hier eigentlich so?«, möchte ich wissen.

Abby sieht mich vernichtend an. »Das bin ich, okay? Ich rieche etwas streng!«

»Nein, ich werde nicht gehen. Ich werde dich jetzt unter die Dusche zerren, denn du stinkst wie ein verwesendes Wiesel, das seit Tagen in der prallen Sonne liegt!«, schnauzt Cleo sie an.

Abby schnaubt. »Geht doch bitte einfach.«

»Ethan, könntest du meiner Schwester bitte sagen, dass sie eine Dusche dringend nötig hat?«, wendet Cleo sich an mich.

»Abby, du stinkst, geh duschen«, sage ich wiederum frei heraus.

Daraufhin riecht sie an ihrer Schulter. »Ich gehe duschen und wenn ich aus dem Bad komme, will ich euch nicht mehr hier sehen.«

»Wir werden nicht gehen«, schießt Cleo zurück und zeigt mit einem dramatischen Schwung ihres Arms Richtung Badezimmer. »Abmarsch!«

Grummelnd trollt sich Abby.

»Warum hast du zugelassen, dass sie sich wieder zurückzieht?«, fragt sie mich, als Abby im Bad verschwunden ist.

Ich zucke mit den Schultern. »Ich ging davon aus, dass sie zu mir kommt, wenn sie mich braucht, aber deine Schwester ist ein Mensch, der seine Probleme lieber allein löst.«

»Du bist der einzige Freund, den sie hat, du hättest hartnäckiger sein müssen.«

»Wie nett, dass du mich ihren Freund nennst, sie nennt mich ihren Nachbarn«, lasse ich Cleo wissen.

»Ethan, glaubst du, sie würde zugeben, dass sie jemanden an sich herangelassen hat?«

»Ich denke nicht.«

»Richtig, aber jetzt musst du mir helfen. Alex ist tot und ich will, dass Abby endlich wieder am Leben teilnimmt. Seit so langer Zeit verkriecht sie sich hier, hortet seine Sachen und lässt nicht zu, dass sie weiterziehen kann.« Cleo seufzt. »Sie braucht bloß jemanden, der ihr zeigt, dass das Leben noch lebenswert ist.«

»Wenn sie nicht will, kann ich sie nicht dazu zwingen.« Zu gern würde ich Abby ins Leben zurückholen. Diese Frau hat sich jahrelang in ihrer eigenen Welt aufgehalten, um mit sich und ihren Gefühlen, ihrer Trauer allein zu sein. Sie wollte niemanden an ihrer Seite haben, ließ niemanden an ihrem Leben teilhaben, sondern wehrte alles ab. »Aber ich werde es versuchen«, sage ich, als Cleos Blick flehend wird.

»Danke, Ethan.«

»Wie gesagt, ich kann nicht mehr, als es versuchen. Wenn sie nicht will, werde ich sie nicht überreden.«

»Versuch wenigstens, hartnäckig zu bleiben.«

»Ich geb mein Bestes, aber verspreche nichts.«

»Okay.«

* * *

Als Abby aus dem Bad kommt, sehe ich sie nachdenklich an. »Was ist?«, fragt sie müde. Sie riecht zwar besser, aber sie sieht niedergeschlagen und angespannt aus.

»Wie geht's dir?«

»Ich habe vor einer Woche meinen Mann, der mich jahrelang betrogen und belogen hat, beerdigt. Wie geht's mir wohl?«

»Beschissen ist wohl kein Ausdruck«, sinniere ich.

»Nicht mal annähernd.« Sie setzt sich aufs Sofa und weicht dem Blick ihrer älteren Schwester, die neben ihr sitzt, aus. »Es geht mir gut. Würdet ihr mich jetzt bitte allein lassen?«

»Warum? Warum sollen wir gehen?«, hakt Cleo nach.

»Weil ich allein sein will«, wispert sie, doch sieht sie mich, statt Cleo an. Ihr Blick durchbohrt mich. Smaragdpfeile schießen durch mich hindurch, so wütend wirkt sie. »Und ihr respektiert meinen Wunsch nicht.«

Cleo schnieft. »Jahrelang habe ich dabei zugesehen, dass du nicht mehr am Leben teilnimmst, und dich wegen der Narbe in deinem Gesicht verkriechst. Jahrelang, Abby! Ich kann nicht mehr tatenlos dabei zusehen, wie du dein Leben an dir vorbeiziehen lässt, als sei es wertlos! Du hast nur dieses eine Leben. Genieß es endlich, statt dich davor zu verstecken.« Sie weint so herzzerreißend, dass ich den Blick abwenden muss.

Abby schnappt nach Luft. »Ich. Kann. Nicht.«

»Warum nicht?«

»Weil der Mensch, den ich mit ganzem Herzen und ganzer Seele liebe, gestorben ist. Einfach so. Ich hatte keine Möglichkeit, mich von ihm zu verabschieden«, antwortet sie und bricht in Tränen aus. »Er hat mich einfach allein gelassen.«

Cleo, die ebenfalls auf dem Sofa sitzt, schlingt ihre Arme um Abby. »Ich bin noch da. Ethan ist da. Die Gents sind noch da. Wir alle wollen dir helfen, ins Leben zurückzufinden, aber du sperrst uns aus.«

Abby ist wie versteinert. »Bitte geht einfach.«

»Cleo«, sage ich leise.

Sie schaut zu mir.

»Abby braucht Zeit«, fahre ich fort. »Gib sie ihr.«

»Sie hatte fast dreieinhalb Jahre Zeit!«, entgegnet sie verzweifelt.

Abby löst sich von ihrer Schwester und erhebt sich. »Er hat recht. Ich brauche Zeit, aber wenn es dir damit besser geht, werde ich mich in Zukunft morgens und abends bei einem von euch melden. Ich bin mir sicher, dass ihr miteinander telefoniert, um euch über mich auszutauschen.«

»Abby, bitte«, beginnt Cleo flehend.

»Cleo!«, schalte ich mich wieder ein. »Lass uns gehen. Abby wird sich melden, das hat sie versprochen.«

Seufzend steht sie auf und wirft Abby einen traurigen Blick zu. »Vergiss nicht, dass Alex nicht der Einzige war, der dich liebt.« Mit diesen geflüsterten Worten wendet Cleo sich von ihr ab und verlässt gemeinsam mit mir die Wohnung.

Ich bringe sie zu mir, auch wenn das bedeutet, dass ich die Probe absagen muss, aber dass ich bei Cleo bin, ist wichtiger, als an den Saiten meiner Gitarre zu zupfen. »Ich muss Gerard anrufen«, verkünde ich und zücke mein Handy, während Cleo sich an den Esstisch, den ich mir inzwischen mit sechs passenden Stühlen angeschafft habe, setzt. Ich wähle die Nummer meines Bandkollegen.

»Lacroix?«, meldet er sich.

»Hey, ich bin's, Ethan, ich muss die Probe absagen.«

»Schon wieder?«, hakt er nach und wirkt nicht besonders begeistert.

Ich seufze. »Abigail Hudsons Schwester sitzt hier und ist in Tränen aufgelöst, weil Abigail sich wieder vollständig zurückzieht.«

»Okay, Vorschlag, ich komme mit den Jungs rüber und wir gehen die Sets durch. Cleo kann dabei bleiben, aber du darfst die heutige Probe nicht sausen lassen.«

»Wenn wir die Sets durchgehen, proben wir nicht«, merke ich irritiert an.

»Wir bringen unsere Instrumente mit.«

»Aber …«

»Bis gleich, Ethan«, unterbricht er mich und die Verbindung wird getrennt.

»Musst du los?«, fragt Cleo heiser.

»Nein, die Jungs kommen her.«

Sie nickt. »Soll ich gehen?«

»Nein, wir müssen nur die Sets durchgehen und proben ein wenig. Ich weiß zwar nicht, wie wir das ohne besonders gute Akustik machen sollen, aber Gerard wird schon wissen, was er tut«, entgegne ich. »Möchtest du einen Tee oder einen Kaffee?«

»Ein Tee wäre toll.«

»Pfefferminz?«

»Hast du schwarzen Tee da?«

»Ich muss nachsehen, aber Pfefferminztee habe ich immer.«

»Okay, überredet«, sagt sie schniefend und lächelnd, was in ihrem verheulten Gesicht leicht beängstigend aussieht.

»Wie kam es eigentlich, dass Abby völlig ohne Angst zur Beerdigung gekommen ist?«, erkundige ich mich.

Cleo atmet tief durch. »Sie hat sich mit Tabletten vollgepumpt, deshalb war sie auch so steif.«

»Mit welchen Tabletten?«, hake ich nach, als ich zu ihr schaue.

»Beruhigungsmittel. Sie hat ziemlich viel davon im Haus, weil sie so viele Zusammenbrüche hatte, nachdem der Unfall passiert war«, antwortet sie heiser.

»Hast du keine Angst, dass sie die Tabletten nimmt, um sich etwas anzutun?«

»Ständig, aber ich habe aufgegeben, Abby in ihre Entscheidungen hinein zu reden. Sie soll sich bloß gelegentlich melden. Ich weiß, wenn sie sich irgendwann nicht mehr meldet, hat sie es getan, deshalb war ich vorhin auch so aufgebracht.« Cleo zittert, als ich mit zwei Tassen und den Teebeuteln zu ihr an den Tisch komme. »Ich kann nicht mehr, Ethan.«

Ich atme tief durch. »Verstehe ich.«

»Wirklich? Musst du jeden Tag Angst haben, dass dein Bruder sich das Leben nimmt? Ich denke nicht.«

»Nein, aber ich kenne die Angst, die man hat, wenn ein nahestehender Mensch im Sterben liegt. Ich werde nicht sagen, dass ich weiß, wie du dich fühlst, denn jeder Mensch geht mit diesen Gefühlen anders um und spürt sie auf unterschiedliche Weise, aber ich verstehe dich«, erkläre ich ruhig, denn würde ich mich nun aufregen, würde es sie erst recht aufregen. Als der Wasserkocher sich meldet, laufe ich zurück in die Küche, um das heiße Wasser in eine Thermoskanne zu füllen. Damit begebe ich mich wieder zu ihr und setze mich ebenfalls an den Tisch.

»Früher liebte sie ihr Leben«, sagt Cleo leise. »Sie war so lebensfroh und jetzt ist sie nur noch ein Schatten ihrer selbst.«

»Liegt das nur an dem Unfall?«

Sie nickt. »Der Unfall, ihre Narben … und insbesondere die in ihrem Gesicht, dabei fällt sie schon kaum noch auf, finde ich.«

»Sie ist nicht zu übersehen, aber sie entstellt sie nicht.«

»Abby musste deshalb ihren Job aufgeben.«

»Was hat sie noch beruflich gemacht?« Ich weiß, dass Abby mir davon erzählt hat, aber ich kann mich beim besten Willen nicht an ihren Job erinnern.

»Sie war Model. Kurz nach ihrem internationalen Durchbruch war der Unfall. Anfangs hat die Presse sie regelrecht verfolgt, fotografiert, belästigt. Sie sah ihr entstelltes Gesicht in den Zeitungen, in den Klatschsendungen …« Cleo seufzt. »Es hat sie fertiggemacht, dass sie immer wieder darauf gestoßen wurde. Dann stand es auch noch so schlecht um

Alex. Erst hieß es, dass er nach der Operation aufwachen würde, aber das tat er nicht.«

Ich nicke, um ihr zu zeigen, dass ich ihr zuhöre.

»Dann kam die Diagnose, dass er zu schwer verletzt war. Sein Hirn arbeitete nicht mehr und weil er nie eine Patientenverfügung ausgefüllt hatte, die besagte, dass er nicht am Leben erhalten werden will, konnte Abby es so lange hinauszögern, dass die Maschinen abgeschaltet werden«, fährt sie fort.

»Ziemlich heftig«, merke ich an.

»Ja, sie hat sehr viel mitgemacht. Deshalb verlässt sie ihre Wohnung nur im Notfall. Ich denke, da Alex nun tot ist, wird sie gar nicht mehr herauskommen.« Sie mustert mich. »Außer du würdest dafür sorgen, dass sie wieder ihren Weg zurück ins Leben findet.«

Ich hebe eine Augenbraue. »Und wie soll ich das anstellen?«

Nervös knetet Cleo ihre Hände. Offensichtlich traut sie sich nicht, mich anzusehen, aber warum? Worum will sie mich nun bitten? Statt etwas zu sagen, schüttelt sie den Kopf.

»Cleo?«, hake ich ungeduldig nach.

»Darum kann ich dich nicht bitten«, sagt sie leise.

»Nun mach schon.«

»Abby mag dich, du magst sie ... Du könntest ... Ein Musiker kann doch immer neue Instrumente brauchen, nicht wahr?«

Ungläubig starre ich sie an. »Willst du mich bestechen, damit ich deine Schwester rumkriege?«

»Nein, ich will nur, dass du sie …«

»Cleo, ich mag Abby, aber ich werde mich nicht dafür bezahlen lassen, ihr Herz zu erobern, damit sie wieder aus dem Haus kommt.«

»Bitte, Ethan, mir fällt nichts Anderes mehr ein«, fleht Cleo mich an. »Deine Gitarre«, sie deutet auf das alte Instrument, »hat sicher schon bessere Tage gesehen, du könntest sie aufbereiten lassen und eine neue kaufen ... Ich würde dir 20.000 Dollar zahlen, damit du Abby aus ihrer Blase holst.«

Ich verschlucke mich an dem Tee und pruste in meine Tasse. »Wie bitte?« Das Geld könnte ich verdammt gut gebrauchen, denn mit meinem Umzug habe ich mich verschuldet, aber das kann ich Abby nicht antun.

»Ich würde dir 20.000 Dollar bezahlen«, wiederholt sie fest.

»Das habe ich verstanden.«

»Bitte, Ethan, wenn du sie nicht aus ihrer Blase holen kannst, kann es niemand. Du bist der Erste, der seit Jahren an sie herangekommen ist.«

»Und du meinst, sie würde sich von mir aus ihrer eigens erbauten Welt entführen lassen?«

»Wenn sie sich in dich verliebt, sicher«, sagt sie leise.

»Wenn sie es herausfindet, würde sie uns beide hassen.«

»Das ist mir egal. Lieber nehme ich ihren Hass, als ihren Tod in Kauf.«

»Wenn ich mich darauf einlasse und sie sich in mich verliebt, kann ich sie nicht einfach verlassen. Sie würde sich wieder in ihre Blase zurückziehen.«

»Vielleicht verliebst du dich auch in sie«, sinniert sie.

Ich hole tief Luft. Verdammt, eigentlich würde ich damit zwei Fliegen mit einer Klappe schlagen. Meine Geldsorgen wären gelöst *und* Abby würde mir gehören. Sie wäre mein, ihr Herz würde nur für mich schlagen. Es wäre der Himmel auf Erden. »Gesetzt dem Fall, dass ich mich darauf einlasse …«

»Die Hälfte überweise ich dir sofort, die andere bekommst du, wenn ich sehe, dass du Erfolg hast«, unterbricht sie mich.

Nachdenklich lehne ich mich zurück, meinen Nacken reibend betrachte ich Cleo. »Okay.«

Sie schaut mich überrascht an. »Du lässt dich darauf ein?«

Ich nicke. »Ich brauche Geld und ich bin an Abby interessiert, seit ich sie das erste Mal gesehen habe.«

Cleo seufzt. »Ich hätte dir also gar kein Geld bieten müssen.«

»Nein, aber jetzt sind meine finanziellen Sorgen gelöst.«

»Immerhin.«

***

ABIGAIL

Vertraute Klänge werden an meine Ohren getragen, weshalb ich mich aufsetze. Seit Cleo und Ethan gegangen waren, habe ich auf der Couch gelegen, die Augen geschlossen, meine Erinnerungen durchlebend. Schöne und nicht so schöne Momente. Grausam traurige und glückliche Augenblicke, die ich mit Alex erlebt habe. Auch wenn er mich betrogen und sogar ein außereheliches Kind gezeugt hat, liebe ich diesen Mann mit meiner Seele. Aber mein Herz hat er mitgenommen. Nun schlägt es irgendwo im Jenseits. Sicher hält er es in seinen Händen oder hat es irgendwo allein zum langsamen Sterben zurückgelassen.

»To the taste of your lips I'm on the run«, singt eine männliche Stimme.

»Moment mal, das sind doch«, sage ich leise zu mir und spitze die Ohren.

»You're toxic«, geht's weiter.

Ich kenne nur die Gents, die ein Lied von Britney Spears gecovert haben. Früher wurde es von Alex gesungen, heute singt Gerard und seine Stimme ist es, die ich schließlich erkenne. Ich lausche ihm und seiner sanften Gesangsstimme, dabei schließe ich die Lider. Meine Erinnerungen zaubern mir das Bild vom singenden Alex vor mein inneres Auge. Lächelnd schwelge ich in ihnen und denke an meinen Mann.

* * *

Stundenlang habe ich dem Gentlemen's Squad gelauscht, bin dabei in Erinnerungen versunken und hatte das Gefühl, das Alex bei mir ist. Nun fühle ich mich wieder leer, verlassen und einsam. Aber nichts davon will ich ändern. Die Einsamkeit, das verlorene Gefühl und die Leere sind mir vertraut. Inzwischen vertrauter als Glück und Liebe. Kann man vergessen, wie es sich anfühlt, geliebt zu werden und glücklich zu sein? Ich bin der Meinung, dass man es kann. Wenn man nur lange genug unglücklich ist, werden diese Gefühle fremd. Ethan war der Erste, der mich nach Jahren zum Lachen gebracht hat. Ich finde ihn sympathisch, aber bezweifle, dass er genauso empfindet. Mein jämmerliches Leben ist sicher dafür verantwortlich, dass sein Mitleid geweckt wurde. Aus keinem anderen Grund würde ein Mann wie er, eine Frau wie mich beachten. Ethan. Ein Bild von einem Mann. Mit Männern wie ihm habe ich damals vor der Kamera gestanden, um für irgendein Parfüm zu werben. Manchmal auch für Bademoden oder Unterwäsche. Er gehört zu dem Typ Mann, der bei Frauen feuchte Träume auslöst. Auch bei mir, weshalb ich ihm kaum in die Augen blicken kann. Ich bin in Trauer, ich darf keinen anderen Mann begehren. Wenn wir in einer Kleinstadt wären, würde man mich deshalb zum Stadtgespräch machen.

»Mach's gut, Cleo«, vernehme ich Ethans Stimme.

Ich gehe an die Tür und lege mein Ohr ans Holz.

»Du auch und danke für den tollen Tag«, erwidert meine Schwester.

»Wirst du noch mal nach Abby sehen?«, erkundigt er sich.

»Nein, sie will nicht, dass ich sie bemuttere, also werde ich damit aufhören. Ich hoffe nur, dass sie sich nichts antut.«

Tränen steigen in meine Augen. Meine Schwester ist also der Meinung, dass ich eine Gefahr für mich selbst bin. Lautlos weine ich, während ich versuche, sie durch den Spion in der Wohnungstür im Auge zu behalten. Allerdings ist meine Sicht wegen meines Weinens getrübt.

Genau vor meinem Apartment bleibt Cleo stehen, dreht sich zu Ethan um und auch er erscheint in meinem Sichtfeld. Sie umarmen einander, schließlich drückt er einen Kuss auf ihre Stirn. Großartig. Meine Schwester und er haben etwas miteinander, schießt es mir durch den Kopf.

»Komm gut heim, Cleo.«

»Danke, Ethan.« Sie schenkt ihm ein trauriges Lächeln, anschließend wendet sie sich ab und verschwindet.

Für einen Moment bleibt er vor meiner Tür stehen und schaut auf meine Wohnung. Der Bruchteil einer Sekunde reicht scheinbar für ihn aus, eine Entscheidung zu treffen. Er tritt einen Schritt vor und klopft. Ich reagiere nicht. »Abby, ich weiß, dass du zu Hause bist.«

Ich gehe in Deckung.

»Und du hast am Spion gestanden, sonst würde ich nun nicht das Licht in deiner Wohnung sehen, denn eben war da noch Dunkelheit.«

Ich hole tief Luft, dann entscheide ich mich, die Tür zu öffnen. »Was ist?«

»Wie geht's dir?«

»Ihr habt schön gespielt.«

»Danke«, sagt er lächelnd und erst jetzt sehe ich, dass er eine Chino und ein Hemd mit Hosenträgern trägt. Es betont seinen muskulösen Körper, ohne lächerlich zu wirken, weil er sich mit seinem Kleidungsstil in der Epoche vertan hat. »Und wie geht's dir?«, wiederholt er.

»Ganz okay, schätze ich.«

»Ein Okay reicht nicht aus, um mich loszuwerden.«

Ich schnaube leicht amüsiert. »Es geht mir gut.«

»Würde es dir gut gehen, würdest du nicht weinen.«

Daraufhin schüttle ich den Kopf und gehe einen Schritt nach hinten, als er auf mich zukommt. »Es ist alles okay«, wiederhole ich.

»Warum lügst du mich an, Abby?«

Ertappt senke ich den Blick. »Hast du was mit meiner Schwester?«, frage ich leise.

Sein schallendes Lachen klingt ohrenbetäubend laut. »Ernsthaft?«

Ich nicke langsam.

»Cleo und ich haben nichts miteinander. Sie kam mit zu mir, nachdem du allein sein wolltest, und hat sich unsere Probe angeguckt.«

»Dann habe ich mir die Musik also nicht eingebildet«, denke ich laut.

Er schüttelt den Kopf. »Nein, die Jungs sind auch noch da, falls du Hallo sagen willst.«

Ich räuspere mich. »Ich glaube, das ist keine gute Idee.«

Ethans Blick fällt auf mein Klavier. Das alte Ding, das mein Grandpa mir mal geschenkt hat. »Dann spielen wir vielleicht eine Runde?«

Ich schüttle den Kopf.

»Warum spielst du nicht mehr?«, fragt er mit rauer Stimme.

»Ich will nicht.«

»Warum nicht?«, hakt er nach.

»Es erinnert mich an Alex.«

»Dann schaffen wir dir neue Erinnerungen mit dem Instrument. Komm.« Er macht wieder einen Schritt auf mich zu, ich bin so perplex, dass ich nicht zurückweichen kann. Ethan ergreift meine Hand und geht mit mir an das Klavier. Er bugsiert mich irgendwie auf die Bank und schaut auf das Notenblatt. »Ein schönes Lied.« Und schon ertönen die ersten Takte von Wherever you will go von The Calling.

Ich greife an die Klappe. »Hör auf.« Im nächsten Moment schlage ich sie zu.

Ethan kann gerade noch seine Finger zurückziehen. »Was ist denn nur los mit dir?«

»Es soll nicht mehr gehört werden.« Ich stehe auf und gehe an die Tür. »Geh bitte.«

Er seufzt schwer. »Hör auf, jeden von dir zu stoßen. Niemand will dir etwas Böses, Abby.« Anschließend verlässt er meine Wohnung.

»Abby«, sagt Gerard nickend, als er vor meiner Tür erscheint.

Ich verdrehe die Augen. »Ihr sollt mich ein für alle Mal in Ruhe lassen!« Kaum haben diese Worte meine Lippen passiert, schlage ich die Wohnungstür zu.

Ich will niemanden mehr sehen.

***

ETHAN

Zwei Wochen später

Als ich den Flur vor meinem Apartment betrete, muss ich zu meiner Überraschung feststellen, dass Abby ihre Wohnung verlassen hat. Sie kommt mir entgegen, nickt mir zu und geht Richtung Treppe.

Ich folge ihr. »Hey, alles klar?«, erkundige ich mich. Hoffentlich schaffe ich es heute, dass sie einen Schritt auf mich zu macht, denn Cleo liegt mir seit unserer Abmachung in den Ohren, dass es Zeit wird, weil sie sonst das Geld zurückverlangt. Das kann ich nicht zulassen. Ich habe damit bereits einen Teil meiner Schulden bezahlt und rechne fest mit der anderen Hälfte, um alle zu tilgen.

»Muss und bei dir?«, antwortet sie, nachdem sie stehen geblieben ist.

»Alles gut.« Ich mustere sie kurz. »Wohin des Weges?«

»Ich muss einkaufen.«

»Übernimmt Cleo das nicht normalerweise?«

»Ja, aber sie spricht kaum noch mit mir. Ich glaube, ich habe sie verletzt.«

»Womit?«

»Vor zwei Wochen, als ich euch rausgeschmissen habe.«

»Wenn du willst, begleite ich dich.«

»Hast du nichts vor?«

»Doch, einkaufen«, sage ich lächelnd.

Ihre Mundwinkel zucken, doch zeichnet sich kein Lächeln auf ihnen ab. »Dann können wir wirklich gemeinsam gehen.«

»Wollen wir später kochen?«

»Zusammen?«, hakt sie überrascht nach.

»Nein, getrennt voneinander, *natürlich* gemeinsam«, erwidere ich amüsiert.

»Gern, aber mir wär's ganz lieb, wenn wir bei mir kochen.« Sie wirkt müde, aber das liegt an den Umständen, dessen bin ich mir sicher. »Worauf hast du Hunger?«

»Was haben deine Kochkünste denn anzubieten?«, erkundige ich mich.

»Gambo?«, schlägt sie vor.

»Nein, hatte ich gestern.«

»Spaghetti carbonara?«, fragt sie weiter.

»Hm.« Ich überlege einen Moment. »Nur, wenn es selbst gemacht und keine Fertigmischung ist.«

»Okay, dann Steaks mit Kräuterkartoffeln und Buttergemüse?«

Ich nicke. »Das klingt nach einem Essen ganz nach meinem Geschmack.«

Abby lächelt. »Und du kümmerst dich ums Dessert.«

Daraufhin reiße ich die Augen auf. »Also dann habe ich es nicht schwer. Ich hole einfach zwei Erdbeermousse oder Mousse au Chocolat aus dem Kühlregal.«

»Wie war das noch mit der Fertigmischung? Dann zählt eine Mousse aus dem Kühlregal auch nicht«, kontert sie amüsiert.

»Na gut, ich lasse mir etwas einfallen.«

* * *

Als wir im Supermarkt sind, schaut Abby sich suchend um. »Wo finde ich denn das Fleisch?«, möchte sie wissen.

»Wie lange warst du nicht mehr einkaufen?«, frage ich irritiert.

»Jahrelang nicht.« Sie errötet, offensichtlich ist es ihr peinlich.

»Ich zeige dir alles, aber mach etwas langsamer. Ich kann kaum mit dir Schritt halten.«

Sie wird noch röter. »Sorry.«

»Kein Problem.«

Abby wendet sich wieder ihrem Einkaufswagen zu und umklammert den Griff.

»Ganz ruhig«, raune ich ihr zu und lege meine rechte Hand auf ihre linke.

Sie entspannt sich und ergreift meine Hand schließlich.

Leicht lächelnd gehe ich mit ihr durch den Supermarkt.

***

Nicht einmal hat Abby meine Hand losgelassen, bis wir vor ihrer Wohnung standen. Nun verstaue ich die letzten Teile meines Einkaufs, um anschließend zu ihr zu gehen. Eine Flasche Rotwein habe ich schon rausgestellt, um sie mitzunehmen.

Als ich fertig bin, trete ich vor den deckenhohen Spiegel im Flur, um mein Outfit zu begutachten. Dunkelblaue Jeans, weißes Hemd, schwarze Boots. Ich denke, so kann ich zu ihr gehen. Wenn ich mich nur für das Abendessen umziehe, wird sie bestimmt irritiert sein. Ich kontrolliere noch einmal den Sitz meiner Frisur, stelle fest, dass ich dringend zum Frisör muss, und fahre mit Daumen und Zeigefinger durch meinen Dreitagebart. Rasieren sollte ich mich auch unbedingt, aber nicht mehr heute. Andererseits finde ich, dass er mir steht. Egal. Ich hole die Flasche Wein, anschließend mache ich mich auf den Weg zu Abby.

Bevor ich klopfen kann, öffnet sie die Tür. »Ich hab dich gehört.«

»Bin ich so laut?«, frage ich überrascht.

»Nein, aber du hast gesummt«, antwortet sie lächelnd und lässt mich rein.

»Okay.« Ich habe es gar nicht mitbekommen, aber so war ich schon immer. »Ich habe eine Flasche Wein mitgebracht.« Ich reiche sie ihr.

»Danke. Soll ich sie für dich aufmachen?«, erkundigt sie sich.

»Wenn du ein Glas mit mir trinkst«, entgegne ich.

Sie holt tief Luft. »Okay, aber nur eins.«

»Damit kann ich leben.« Ich schenke ihr ein Lächeln, bevor sie in die Küche geht. Ich folge ihr. »Hast du schon angefangen?«

»Ja, ist so weit alles fertig, die Kartoffeln sind geschält, das Gemüse ist im Topf, aber der Herd ist noch kalt.«

»Wie konntest du so schnell alles vorbereiten?«, möchte ich wissen.

Sie grinst. »Ich habe nicht allzu viele Kartoffeln geschält und das Buttergemüse war eine Fertigmischung, außerdem haben wir beim letzten Mal auch nicht gerade viel gegessen. Aber es reicht für uns beide.«

»Okay.«

Abby holt einen Korkenzieher heraus und dreht ihn in die Weinflasche, doch schafft sie es nicht, den Rotwein zu entkorken. »Könntest du?« Sie deutet auf die Flasche, die auf der Anrichte steht.

»Sicher.« Ich trete an ihre Seite und entkorke sie mühelos.

Abby steht dicht neben mir, schließt die Augen und atmet tief ein. »Du riechst gut.«

»Danke.«

Noch immer steht sie dicht bei mir.

»Ist alles okay?«

»Ja«, sagt sie leise und zieht sich etwas zurück.

Ich drehe mich zu ihr und betrachte sie nachdenklich. »Irgendwas ist doch.«

»Nein, ich war bloß einen Moment von deinem Duft gefangen genommen«, erwidert sie, müht sich ein Lächeln ab und wendet sich dem Herd zu.

»Das ist doch nicht schlimm.«

»Aber peinlich.«

»Auch nicht.« Ich nähere mich ihr, bleibe hinter ihr stehen und lege meine Hände über Kreuz auf ihre Schultern, dann drehe ich sie um.

Abby sieht mich mit großen Augen an. »Wirklich nicht?«, fragt sie leise, nachdem sie ihre Stimme wiedergefunden hat.

»Nein«, raune ich und beuge mich runter. Viel kleiner als ich ist sie nicht, dennoch muss ich mich ein wenig bücken. Sie erstarrt, als ich meine Lippen auf ihre lege. »Ganz und gar nicht.«

Es dauert einen Moment, bis Abby meinen Kuss erwidert. Sie legt ihre Arme um meinen Hals und schmiegt sich an mich.

Ich schiebe meine Hände unter ihren kleinen runden Po und hebe sie auf die Anrichte. Sie schlingt ihre Beine um mich und macht sich, ohne sich von meinen Lippen zu lösen, an meinem Hemd zu schaffen. So kenne ich sie überhaupt nicht, aber ich werde den Teufel tun und mich nun von ihr lösen. Ich schiebe meine Hände unter ihr Shirt, ertaste ihre weiche Haut, auch ihre Narben, doch all das sind die Spuren ihres Lebens. Abby versucht, meine Hände aufzuhalten, aber ich lasse es nicht zu. Ich will sie berühren, sie spüren, ihr endlich das Stöhnen entlocken, von dem ich seit Monaten träume.

»Nicht«, stöhnt sie schließlich in meinen Mund.

»Was?«

»Zieh mich nicht aus.«

»Ich will dich sehen, Abby«, raune ich ihr zu, ohne mich zu weit von ihr zurückzuziehen.

Sie sieht in meine Augen. »Ich bin hässlich.«

»Nein, eine Frau wie du kann nicht hässlich sein.«

»Doch.«

»Nein.«

»Ethan«, wispert sie.

Sanft nehme ich ihr Gesicht in meine Hände. »Ich warte so lange darauf, dass du mich an dich ranlässt. Jetzt willst du uns wieder ausbremsen.«

Sie schüttelt den Kopf. »Das will ich nicht. Ich will nur nicht, dass du … mich siehst.«

»Abby, ich *will* dich sehen. Mit all deinen Narben, die die Geschichte deines Lebens erzählen.«

Ein leises Seufzen stiehlt sich über ihre Lippen, die ich im nächsten Moment wieder versiegle. Sie öffnet ihren Mund ein wenig, ich stoße mit der Zunge vor und umspiele ihre. Sie lässt sich seufzend darauf ein. Es ist mir egal, dass sie sich vor mir verstecken will, heute werde ich mich nicht mehr zurückdrängen lassen. Ich lasse ihr Gesicht los, schiebe meine Hände erneut unter ihren Hintern und hebe sie hoch. Ihre Beine umklammern mich immer noch, als ich sie in Richtung Schlafzimmer trage.

Dort angekommen lege ich sie aufs Bett und löse mich von ihren Lippen. Schwer atmend sieht Abby mich an, als ich meine Finger an den Knopf ihrer Jeans lege. Sie hält mich nicht auf. Innerlich angespannt öffne ich ihn, ziehe langsam den Reißverschluss auf und den Stoff von ihren Schenkeln. Blasse rosige Haut offenbart sich vor mir, ebenso schier endlos lange Beine. Mit den Fingerspitzen berühre ich ihre Unterschenkel und streichle langsam nach oben, dabei schiebt Abby das geöffnete Hemd über meine Schultern. Nacheinander ziehe ich meine Arme heraus und lasse es achtlos fallen. Etwas schüchtern legt sie ihre Hände an meinen Gürtel, öffnet ihn und schließlich auch meine Hose. Abby schiebt die Jeans über meinen Hintern, bis sie nicht mehr weiterkommt. Ich löse mich von ihr, steige aus meiner Jeans, doch behalte ich meine Boxershorts an. Danach strecke ich meine Hand aus. Abby ergreift sie und richtet sich auf. Ich befreie sie von ihrem Top, entblöße ihren Oberkörper, der, obwohl er mit Narben übersät ist, perfekt ist. Ihre runden Brüste, deren Nippel sich fest gegen die Spitzencups ihres BHs drücken, ziehen meine Aufmerksamkeit auf sich. Ich greife in ihren Rücken, öffne die Häkchen und ziehe die Träger von ihren Schultern.

Sie windet sich, als ich sie mit meiner Hand an ihrer Schulter auf den Rücken drücke. Als sie liegt, ziehe ich ihr Höschen runter. Mein Blick fällt auf ihre Spalte, die feucht glänzt. So ein bisschen Knutschen hat gereicht, um sie heiß zu machen? Wow. Aber gut, ich kann nicht abstreiten, dass ich ebenfalls scharf bin. Mein Schwanz ist so hart, dass es wehtut, so unbedingt will ich sie spüren. Ich kann nicht länger warten. Ich will es, sie will es. Als ich sie vollends von ihrem Slip befreit habe, zerre ich meine Shorts runter. Danach spreize ich ihre Beine. Ihre rosige Spalte glänzt, zu gern würde ich sie mit meiner Zunge verwöhnen, doch könnte ich jetzt nicht garantieren, dass ich selbst dabei komme, wenn ich sie zum Kommen bringe. Ich gleite über sie und sehe in ihre weit geöffneten grünen Augen. »Willst du es wirklich?«

Statt etwas zu sagen, schiebt sie ihre Hände in meinen Nacken und zieht mich zu sich. Sie küsst mich sanft, doch schnell wird sie leidenschaftlicher. Ich greife zwischen uns, bringe meinen Schwanz an ihren feuchten Eingang und schiebe mich langsam in sie. Ich stöhne in ihren Mund, als mich ihre heiße Enge Zentimeter für Zentimeter umschließt. Abby windet sich unter mir, während ich mich langsam in ihr bewege. Unsere Zungen umspielen einander in sanfter Leidenschaft, doch ich weiß, dass ich mich nicht lange zurückhalten kann, auch wenn ich sie nicht erschrecken will, ich kann nicht zu lange die sanfte Nummer schieben. Für mich muss Sex intensiv sein, aber Abby ist sicher das absolute Gegenteil von mir, so unsicher, wie sie sich gerade noch gegeben hat. Ich intensiviere meine Stöße ein wenig, was sie zum Stöhnen bringt.

»Gott, ja«, keucht sie. »Du musst dich nicht zurückhalten«, wispert sie im nächsten Moment.

Ich ziehe mich fast vollständig aus ihr zurück, bloß, um im nächsten Moment fester in sie einzudringen. Ihre Enge zuckt um mich, massiert meinen Schwanz und lässt mich die Augen schließen. Ich lasse mein Becken in ihr kreisen, sie wird lauter, noch lauter, als ich zwei Finger zwischen uns schiebe und ihre Klit massiere.

Ihre Lider flattern, während sie unter mir ins Hohlkreuz geht. »Gott«, wiederholt sie wieder. »Keine Zurückhaltung. Härter«, fordert sie flüsternd.

Sie soll bekommen, was sie will. Ich ziehe mich zurück und fange an, sie hart zu ficken. Ihre Brüste wackeln unter meinen Stößen auf und ab, sodass sie ihre Hände auf sie legt. Ich richte mich etwas auf, sehe auf ihre Nippel und sie fängt an, sie zwischen ihren Daumen und Zeigefingern zu zwirbeln. Mir auf die Unterlippe beißend schließe ich die Augen, um länger durchzuhalten. Diese Frau bringt mich um den Verstand und ich weiß nicht, wie lange ich meinen zuckenden Schwanz noch unter Kontrolle habe.

Abby wird lauter, ihr Atem hektischer und ich wette, ihr Herz rast genauso wie meines. Ihre Enge pulsiert heftiger um meinen Schwanz, massiert ihn im festen stetigen Rhythmus, bis wir beide gleich einem Feuerwerk kommen.

Atemlos lasse ich mich auf sie sinken.

Abby küsst meine Wange und legt ihre Hände auf meinen Rücken. Sanft streichelt sie mich.

Ich weiß nicht, wie lange es dauert, bis sie es einen Fehler nennt, doch hoffe ich, dass sie mich nicht sofort zum Teufel jagt.

»Wollen wir noch miteinander essen?«, fragt sie keuchend.

»Wenn du willst«, flüstere ich in ihr Ohr, bevor ich einen Kuss auf die empfindliche Stelle darunter hauche.

»Will ich.«

»Wann wirst du mich rauswerfen?«, raune ich, dabei richte ich mich etwas auf, stütze mich auf meinem linken Unterarm ab und streichle ihre Wange mit den Fingerspitzen meiner rechten Hand.

»Gar nicht«, wispert sie, als sie in meine Augen sieht.

Ich beuge mich vor und hauche Küsse auf ihr Gesicht, lasse meine Lippen ihre Narbe entlangstreifen. »Ich werde nicht gehen, bis du mich darum bittest.«

»Dann wird das wohl ein langer Besuch«, sagt sie leise und dreht ihr Gesicht weg. Wahrscheinlich ist es ihr unangenehm, dass ich ihre Narbe geküsst habe.

»So lange, wie du ihn andauern lassen willst«, erwidere ich und streife ihre Wange. »Du bist wunderschön.«

Sie schließt die Augen. »Sagst du das nicht einfach nur so?« Abby klingt schüchtern und verunsichert. Dass sie gezeichnet ist, setzt ihr zu, das merke ich im Moment besonders stark.

»Nein, alles, was ich sage, meine ich ehrlich. In meinen Augen gibt es keine Schönere als dich, denn es kommt nicht nur darauf an, wie du aussiehst, sondern auch auf dein Herz.«

»Was ist, wenn ich keines mehr habe?«

»Wie kommst du darauf?«, hake ich nach, dabei ziehe ich mich aus ihr zurück.

»Ich habe das Gefühl, dass Alex es mit sich genommen hat.«

Ich schüttle den Kopf. »Das hat er nicht. Eine Frau ohne Herz kann meines nicht erobern und das hast du getan«, raune ich ihr zu und küsse ihre Lippen.

***

ABIGAIL

Was ist nur in mich gefahren? Eigentlich wollten wir doch nur miteinander kochen und dann lagen wir schon in meinem Bett und hatten Sex. Verdammt! Ich mag Ethan und ich fühle mich einsam, jedoch ist das noch lange kein Grund, mit ihm ins Bett zu steigen. Er scheint mehr für mich zu empfinden, als ich für ihn. Das macht die Sache umso schwieriger. Natürlich will ich nicht, dass er jetzt geht. Es kommt mir falsch vor, außerdem will ich nicht allein sein, allerdings ist das auch verdammt egoistisch.

Wir haben zu Abend gegessen, danach bei einem Glas Wein einen Film geschaut und ein zweites Mal miteinander geschlafen. Ich kann nicht sagen, dass ich wirklich bereue, was passiert ist, aber ich schäme mich, weil ich um Alex trauern sollte, statt mit einem anderen in unser gemeinsames Bett zu steigen. Ethan schläft, ich liege wach und habe mich schon vor einer gefühlten Ewigkeit aus seinem Arm gewunden. Ich habe ihm den Rücken zugedreht, dummerweise rückte er nach und legte seinen Arm um mich. Es ist nicht unangenehm, doch erinnert es mich an sein Stöhnen, das Gefühl von ihm in mir. An die Dinge, die er raunte, während er mich nahm. Es hat sich gut angefühlt und in gewisser Weise richtig, aber ich kann mich doch nicht in den Talentklon meines Mannes verlieben. Ethan spielt die gleichen Instrumente, spielt in derselben Band.

Vorsichtig stehe ich auf und hoffe, dass ich ihn nicht wecke. Meine Decke wickle ich um meinen Körper, so verlasse ich das Schlafzimmer. Ich schalte die dauerhaft gedimmten Wandleuchten ein und setze mich an mein Klavier. Vorsichtig klappe ich den Deckel hoch und sehe mir die Tasten an. Mit geschlossenen Augen lasse ich meine Fingerspitzen über sie gleiten und im nächsten Moment ertönen die ersten Takte von Beethovens *Mondscheinsonate*. Meine Finger gehorchen mir nicht mehr, sie spielen einfach nur. Die *Mondscheinsonate* kann ich blind spielen, die Noten haben sich in mein Herz gebrannt. Ich mochte das Stück schon immer, es entführt mich in eine heile Welt.

»Du spielst«, vernehme ich Ethans tiefe Stimme.

Sofort erstarre ich und schaue zu ihm.

»Hör nicht auf.«

Ich seufze schwer und klappe den Deckel zu, als ich wieder auf die Tasten vor mir schaue.

Auf einmal sitzt Ethan neben mir. Er öffnet ihn wieder. »Bringst du es mir bei?«

Überfordert sehe ich ihn an. »Was?«

»Klavier zu spielen«, sagt er lächelnd, doch sehe ich ihm die Müdigkeit an.

Ich werfe einen Blick auf die Uhr. Es ist halb drei in der Nacht. »Es ist zu spät.«

»Du hast eben auch gespielt.«

»Es war nur eine Fingerübung.«

»Seit wann ist Beethovens *Mondscheinsonate* nur eine Fingerübung?«

Ich schaue wieder auf die Tasten. »Ich bin eine furchtbare Lehrerin.«

»Wenn du nicht willst, kann ich eine Runde *Pop Goes The Weasel* spielen.«

»O Gott, nein«, stoße ich aus.

Er lacht. »Komm schon. Es war das erste Mal, dass ich dich spielen sah und hörte. Ich möchte noch einmal sehen, wie du mit geschlossenen Augen die Saiten des Klaviers zum Schwingen bringst.«

»Nicht jetzt«, wehre ich ab.

»Warum wehrst du dich dagegen?«

»Ich habe nicht bewusst angefangen zu spielen. Es geschah von selbst«, gebe ich leise zu.

»Weil sich dein Herz danach sehnt, Klavier zu spielen.« Er nimmt meine rechte Hand und legt sie auf die Tasten. »Spiel es nur noch einmal. Nicht für mich, sondern für dich. Du sahst glücklich aus, als du gespielt hast.«

Ich hole tief Luft. Meine Hände zittern, als ich die ersten Takte spiele, doch meine Augen fallen wieder zu und ich gebe mich Beethovens Meisterwerk voll und ganz hin.

Ethan legt seine Hand auf mein Bein. »Du musst nicht weinen«, raunt er mir zu und küsst meine Wange.

Ich spiele bloß einen Teil der Sonate und ende schließlich. Als ich ihn ansehe und nur schemenhaft erkenne, weil Tränen mir die Sicht nehmen, lächelt er. »Jetzt sollten wir ins Bett gehen.«

»Warum bist du überhaupt wach?«

»Ich habe nachgedacht.«

»Worüber?«

»Dich. Mich. Was passiert ist.«

»Bereust du es?«, fragt er leise.

Ich schüttle den Kopf.

Er beugt sich zu mir und küsst meine Stirn. »Ich auch nicht.«

»Aber was ist es nun mit uns?«

»Was wünschst du dir?« Sein Raunen geht mir durch Mark und Bein. Wegen dieses Klangs kann ich kaum einen klaren Gedanken fassen. Na ja, ich kann seit Stunden keinen klaren Gedanken mehr fassen. Nicht mehr, seit wir vor dem Kochen miteinander geschlafen haben. Er ist leidenschaftlich, zärtlich und bei Gott, ich kann mich nicht erinnern, wann ich je so guten Sex hatte, aber sicher will er keine Frau wie mich. Ethan könnte so viel hübschere Frauen an seiner Seite haben. Ich bin seiner nicht würdig.

Unsicher, was ich überhaupt sagen soll, schweige ich.

»Abby?«

Ich schaue in seine blauen Augen und zum ersten Mal fühlt es sich so an, als würde ich mich in ihnen verlieren. Dabei dachte ich, dass ich so was nicht mehr fühlen kann, sie mir fremd geworden sind.

»Rede mit mir«, raunt er und hebt seine Hand an meine Wange. »Wenn du nicht sprichst, weiß ich nicht, was ich tun soll.«

Zitternd hole ich Luft. »Ich … ich weiß nicht, … was ich will«, dringt es wie ein leiser Windhauch über meine Lippen.

Ethans Hand erfüllt meinen Körper mit der Wärme, die ich seit Jahren schmerzlich vermisst habe. »Willst du mich an deiner Seite haben?«

»Ich weiß es nicht.« Meine Stimme wird einfach nicht lauter, egal, wie sehr ich mich darum bemühe.

»Wäre es schlimm, wenn ich einfach bleibe?«

Merkt er denn nicht, dass ich überfordert bin? Ich ziehe mich etwas zurück, dann stehe ich auf. »Ich kann deine Frage nicht beantworten. Tut mir leid.« Kaum ist es raus, gehe ich zurück ins Schlafzimmer. Ich lege mich ins Bett, schließe die Augen und hoffe, dass ich nicht in Tränen ausbreche.

Ethans Schritte nähern sich. Es dauert nicht lang, bis er hinter mir liegt. Sanft zieht er mich an sich. »Ich werde dich nicht unter Druck setzen.«

»Danke«, wispere ich.

»Wir schauen einfach, wohin es uns führt.«

»Ich habe Angst«, gebe ich schließlich zu.

»Wovor?«

»Dass du mir auch genommen wirst, wenn ich mich auf dich einlasse.«

»Warum sollte ich dir genommen werden?«, fragt er mit sanfter Stimme.

»Weil mir bisher alles, was mir lieb und teuer war, genommen wurde. Mein Mann, mein Job, mein unbeschwertes Leben.« Ich ziehe die Decke enger um mich und hoffe, dass, wenn ich morgen früh aufwache, alles beim Alten ist.

Ethan sagt irgendwas, doch ich bekomme es nicht mehr mit, weil ich mich in meine Gedankenwelt zurückziehe.

* * *

Mein Wunsch ging nicht in Erfüllung. Als ich aus meiner Starre erwache, liegt Ethan noch hinter mir. Er atmet gleichmäßig und ruhig. Da er noch schläft, löse ich mich vorsichtig von ihm. Ich habe keine Minute geschlafen, konnte es nicht, weshalb ich unbedingt eine kalte Dusche nehmen muss, um meinen Körper in Gang zu kriegen. Es ist selten geworden, dass ich acht Stunden am Stück schlafe. Eigentlich ist es, seit Alex' und meinem Unfall, gar nicht mehr vorgekommen.

Als ich im Bad bin, schaue ich mich im Spiegel an. Mein Oberkörper ist übersät mit Narben. Mit dem Zeigefinger fahre ich den langen Schnitt, der unter meiner rechten Brust beginnt, bis zu meinem Becken nach, dabei lasse ich mein Spiegelbild keine Sekunde aus den Augen. Ethan sagte, dass es Lebensspuren sind, die mich zeichnen. Erinnerungen, die mir zeigen, dass ich überlebt habe. Als Nächstes lasse ich meinen Zeigefinger über die Narbe in meinem Gesicht gleiten. Die auf meinem Oberkörper ist immer noch rosig, als wäre sie frisch, doch die auf meiner Wange verblasst immer weiter, dennoch ist sie deutlich zu sehen. Ich sehe sie als das, was sie ist. Ein Einschnitt in ein fast perfektes Leben, das ich genossen habe, bis zu jener Nacht des 23. August 2014.

Als es hinter mir poltert, zucke ich zusammen. Ich drehe mich zur Tür um und sehe mich Ethan gegenüber. »G-guten Mo-morgen.«

Er lächelt mich an. »Guten Morgen, Abby.« Ethan kommt näher. Als er binnen weniger Wimpernschläge vor mir steht, küsst er meine Stirn. »Wie hast du geschlafen?«

»Gar nicht und du?«

Seine Gesichtszüge entgleisen. »Du hast überhaupt nicht geschlafen?«

Ich schüttle den Kopf. »Deshalb wollte ich jetzt kalt duschen.«

»Nein«, sagt er entschieden, anschließend schiebt er seine Arme in meinen Rücken und meine Kniekehlen. Ethan trägt mich ins Schlafzimmer. »Versuch, ein wenig zu schlafen.«

»Ich bin nicht müde.«

»Du siehst aus, als würdest du jeden Moment umkippen, Abby.«

»Lass mich einfach unter die Dusche. Ich werde im Laufe des Tages schlafen.«

»Hast du meinetwegen nicht geschlafen?«, fragt er ernst.

»Nein, es lag nicht an dir.«

»Sondern?«, hakt Ethan unerbittlich nach. Scheinbar ist er erst zufrieden, wenn er ganz genau Bescheid weiß.

»Meine Gedanken sind Karussell gefahren. Ich kam einfach nicht zur Ruhe«, erwidere ich kleinlaut, denn sein entschiedenes Auftreten schüchtert mich ein.

»Was hältst du davon, wenn ich uns Frühstück mache und du so lange liegen bleibst?«

»Ich würde lieber duschen.«

Ethan stößt ein resigniertes Seufzen aus. »In Ordnung, aber ich mache uns trotzdem Frühstück, okay?«

»Okay«, stimme ich zu.

Seine sinnlichen Lippen verziehen sich zu einem Lächeln, als er sich zu mir runterbeugt. Er gibt mir einen sanften Kuss, allerdings beende ich ihn, kaum dass wir uns berührt haben. »Alles okay?«

»Ja, ich möchte wirklich nur duschen.«

»In Ordnung.« Er richtet sich auf, hilft mir hoch und lässt mich, ohne weiter nachzuhaken, gehen.

***

ETHAN

Seit letzter Nacht ist Abby wie ausgewechselt. Ich weiß nicht, was oder ob ich überhaupt irgendwas falsch gemacht, aber sie stößt mich wieder von sich. Ich frage mich, warum sie nicht geschlafen hat. Sie scheint sich für den Sex zu schämen, aber warum?

Ich kann ihr die Scham nicht nehmen, sondern ihr bloß zeigen, dass ich sie begehre und das mit jeder Faser meines Herzens. Das Körperliche spielt in diesem Fall keine Rolle. Ich bekomme sie nicht mehr aus dem Kopf, seit ich sie das erste Mal im Treppenhaus sah. Zwar ist es absolut verwerflich, dass ich auf Cleos Angebot mit den 20.000 Dollar eingegangen bin, aber ich brauche das Geld und Abby wird es niemals erfahren.

Nachdem ich mich angezogen habe, gehe ich in die Küche. Auf dem Weg dorthin höre ich die Dusche.

* * *

Eine Viertelstunde später habe ich Teig für Pancakes vorbereitet. Abby kommt langsam in die Küche. »Du musst dir nicht solche Mühe geben. Ich frühstücke für gewöhnlich Müsli und trinke einen Kaffee.«

Ich schaue sie nachdenklich an, schließlich lächle ich. »Dann wirst du heute mal Pancakes frühstücken.«

»Hm«, macht sie. »Ist der Kaffee schon fertig?«

»Den habe ich schon gemacht.«

»Super«, sagt sie erleichtert und holt sich eine Tasse. »Hast du heute etwas vor?«

»Ich muss später zur Probe, weil wir am Wochenende einen Auftritt haben«, erkläre ich, während ich mich um die Pancakes kümmere.

»Ach so.«

»Du kannst mich begleiten, wenn du willst.«

»Nein«, kommt es von ihr, wie aus der Pistole geschossen. »Ich bleibe heute zu Hause und versuche, etwas Schlaf nachzuholen.«

»Klingt nach einem Plan.«

»Es ist einer«, entgegnet Abby und lächelt mich an.

Ich beuge mich zu ihr, hauche einen Kuss auf ihre Stirn. »Wie geht's dir?«

»Gut, außer dass ich müde bin, und dir?«

»Ich kann nicht klagen. Es tat gut, dich in den Armen zu halten.«

Auf ihren Wangen breitet sich ein roter Schimmer aus. »Es war auch schön, in deinen Armen zu liegen.«

»Es wäre noch schöner, wenn du hättest schlafen können.«

Sie winkt ab. »Das ist nicht so schlimm, es passiert mir öfter, dass ich nächtelang wachliege.« Abby seufzt und setzt sich mit ihrem Kaffee an den Esstisch. »Kannst du mir einen Gefallen tun?«

»Sicher, welchen?«

»Könntest du mir helfen, Alex' Sachen aus den Schränken zu räumen? Ich denke, ich sollte mich davon trennen.«

Überrascht drehe ich mich zu ihr um. »Sicher, aber meinst du wirklich, dass du schon bereit dazu bist?«

Nickend erwidert sie meinen Blick. »Wenn ich es jetzt nicht angehe, werde ich es nie tun.«

»Ich möchte nur sichergehen, dass du es wirklich willst. Wenn die Sachen einmal weg sind, kannst du sie nicht mehr zurückholen.«

»Ethan, ich will sie wirklich der Wohlfahrt spenden. Leute, die nicht so viel haben, werden sich freuen, diese Klamotten zu bekommen«, erwidert sie. Abby wirkt entschlossen, dennoch muss ich mir sicher sein, damit sie sich aus Reue nicht wieder zurückzieht.

Diese Frau hat eine Menge durchgemacht und ich bin froh, dass sie sich inzwischen ein wenig aus ihrem Loch herauswagt. »Okay, ich mache dir einen Vorschlag. Wir sortieren seinen Kram aus, aber lagern ihn erst mal im Keller. Wenn du dich dann gedanklich von den Sachen getrennt hast, bringen wir sie der Wohlfahrt.«

Abby schüttelt den Kopf. Mein Vorschlag gefällt ihr also ganz und gar nicht. »Nein, sie sollen sofort weg.«

»In Ordnung. Wann möchtest du aussortieren?«

»Nach dem Frühstück?«, fragt sie vorsichtig, als ich ihr den Rücken zuwende, um mich um unser Frühstück zu kümmern.

»Das ist doch sehr plötzlich.«

»Ich weiß, aber ich möchte es hinter mich bringen«, hält sie dagegen.

»Na gut, hast du Kisten?«

»Nein, ich glaube, die müsste ich bestellen.«

»Warum willst du welche bestellen? Wir können beim Supermarkt sicher ein paar Kartons bekommen.«

»Wir können auch Müllsäcke nehmen. Die werden die Sachen sowieso noch mal kontrollieren, also warum sollten wir sie sortieren?«, möchte sie wissen.

»Weil es angenehmer ist, Kleidung aus einem Karton als aus einem Müllsack zu holen?«, hinterfrage ich amüsiert.

»Auch wieder wahr«, nuschelt Abby, dann schlürft sie lautstark an ihrem heißen Kaffee.

Es macht mich wahnsinnig, doch will ich es nicht anmerken. Eine Unterhaltung oder auch ein Tag mit Abby ist wie Topfschlagen im Minenfeld. Ich weiß nicht, was ich sicher sagen kann und was eine Mine zur Detonation bringt.

Ein weiteres Schlürfen und ich beiße die Zähne zusammen. Der Tremor in meinem Auge wird ausgelöst.

Noch ein Schlürfen.

»Der Kaffee ist sehr heiß, hm?«, platzt es schließlich aus mir heraus.

»Ja, warum?«

»Na, so wie du schlürfst?«, erwidere ich gelassen, obwohl ich innerlich koche. Ich habe es schon immer gehasst, wenn jemand schlürft. Caden macht es ständig, wenn er Wein trinkt, Suppe isst, oder Bier aus einem Glas trinkt. Ich bekomme einfach zu viel, wenn ich dieses furchtbare Geräusch höre.

»Oh. Sorry, das mache ich immer, wenn ein Getränk zu heiß ist«, sagt sie kleinlaut und stellt die Tasse vor sich. »Ich lasse ihn etwas abkühlen, wenn es dich so sehr stört.«

»Es tut mir leid, ich bekomme bei dem Geräusch bloß die Krise.«

»Deshalb lasse ich ihn abkühlen.«

»Abby, trink deinen Kaffee.«

»Okay, okay, aber dann reg dich nicht auf, wenn ich schlürfe.« Sie grinst mich frech an, ein Bild, das sich mir heute zum ersten Mal bietet, doch statt mich aufzuregen, freue ich mich über ihren Gesichtsausdruck.

Amüsiert wende ich mich wieder dem Herd zu.

* * *

Drei geschlürfte Tassen Kaffee und vier Pancakes später, ist der Tremor in meinem Auge chronisch geworden, doch will ich Abby nicht davon abhalten. Auch wenn es mich nervt, ihr kann ich es nicht übel nehmen.

»Vielleicht sollte ich den Kaffee demnächst mit einem Strohhalm trinken«, sinniert sie mit Unschuldsmiene.

Ich lache leise. »Damit du noch mehr schlürfen kannst? Nein, lieber nicht.«

Sie kichert. »Du bist doch nicht immer hier, um es zu hören.«

»Vielleicht nicht, aber das Wissen, was mich erwartet, reicht aus.« Ich zwinkere ihr zu.

Aus ihrem Kichern wird ein lautes Lachen. Es ist schön, sie endlich lachen und kichern zu hören, sie unbeschwert zu erleben, aber ich habe die Befürchtung, dass es nicht von Dauer ist. Als sie sich beruhigt, atmet sie tief durch. »Wollen wir uns ums Aussortieren kümmern?«

»Wenn du willst«, erwidere ich gelassen. »Aber vorher räume ich auf.«

»Ich helfe dir.«

* * *

Abby sitzt in einem Haufen Männerkleidung und starrt eine Lederjacke an. »Die hat er bei unserem ersten Date getragen und mir gegeben, weil mir kalt wurde«, sagt sie leise.

»Dann behalt sie«, raune ich ihr zu, während ich die Sachen, die sie definitiv loswerden will, in einem Karton verstaue. Ich war vorhin schnell beim Supermarkt, während sie schon mit dem Ausräumen angefangen hat.

»Würdest du es auch tun?«

Ich nicke. »Wäre ich in deiner Situation, würde ich auch ein Kleidungsstück behalten.«

Daraufhin legt sie die Jacke auf den Stuhl. Es ist eine schwarze Bikerjacke, nicht schön, eher praktisch, doch für sie hat sie einen hohen emotionalen Wert. Warum sollte sie die Lederjacke wegwerfen? Es besteht keine Veranlassung.

»Behalt, so viel du willst.«

»Ich möchte mich von den Sachen trennen. Sie hingen und lagen drei Jahre im Schrank. Das Zeug ist zu schade, um von Motten zerfressen zu werden«, sagt sie und seufzt. »Ich schaffe das.«

***

Stunden sind vergangen, bis Abby sich entschieden hat, was sie wirklich weggeben will und was nicht. Ein AC/DC Shirt und eine Jogginghose hat sie ebenso behalten wie einen Hoodie und die Lederjacke. Für mich stellt es kein Problem dar, für sie sicher auch nicht. Sie muss sich wohlfühlen und ich glaube, wenn sie wirklich alles aussortiert hätte, wäre sie früher oder später deprimiert gewesen.

»Musst du nicht zur Probe?«, fragt sie und wirft einen Blick auf die Uhr.

Ich tue es ebenfalls. »Oh Fuck! Ja, ich muss sofort los. Soll ich schon einen Teil der Sachen mitnehmen?«

Sie schüttelt den Kopf. »Nein, ich werde die Kartons ins Wohnzimmer stellen und die Wohlfahrt anrufen, damit sie morgen alles abholen.«

»Okay.«

Abby steht vom Boden auf und kommt zu mir. »Sehen wir uns später noch?«

»Willst du mich denn sehen?«, frage ich leise, dabei sehe ich tief in ihre smaragdgrünen Augen.

»Ja, es wäre schön, wenn wir die Sache mit dem gemeinsamen Einschlafen noch mal üben würden.«

»Soll ich herkommen oder kommst du zu mir?«

»Was ist dir lieber?«, möchte sie wissen.

»Ich komme nach der Probe mit etwas zu essen her?«, schlage ich gut gelaunt vor.

»Und dann essen wir bei dir? Vielleicht kann ich bei dir besser schlafen als hier«, erwidert Abby, doch kann ich keine Euphorie oder gute Laune in ihren Zügen erkennen.

»Alles klar, so machen wir es.« Ich beuge mich vor und küsse sie sanft.

Als sie ihre Arme um meinen Hals schlingt, muss ich mich beherrschen, nicht über sie herzufallen. Trotz ihrer Narben ist sie unglaublich sexy und sie lässt mich endlich an sich heran. Ich weiß nicht, was ihren Sinneswandel bewirkt hat, aber vielleicht, nur vielleicht, liegt es daran, dass Alex tot ist. Zwar trauert sie um ihn, aber hat sich auch etwas Neuem geöffnet, sonst hätte sie mich nicht so nah an sich herangelassen.

Dass ich für sie da bin, merkt sie hoffentlich, deshalb hoffe ich auch, dass sie niemals erfährt, dass ihre Schwester mich bezahlt, damit ich Abby aus ihrer Depression hole. »Wir sehen uns später, Kleines«, raune ich gegen ihre Lippen, bevor ich sie noch einmal küsse.

»Bis später.«

***

ABIGAIL

»Du strahlst ja übers ganze Gesicht.« Cleo sieht mich lächelnd an. »Was ist passiert?«

»Nichts«, erwidere ich und senke den Blick auf meine Kaffeetasse. Nach dem Aussortieren mit Ethan und dem Verstauen der Sachen, die ich behalte, ist Cleo vorbeigekommen.

»Irgendwas ist doch passiert, du hast noch nie grundlos so gegrinst«, meint sie hartnäckig.

»Cleo, lass gut sein.«

»Komm schon, Abbylein, sag mir endlich, was passiert ist.«

Ich zeige zu den Kartons. »Ich habe Alex' Kleidung aussortiert und die Wohlfahrt angerufen, damit sie die Kartons abholt. Irgendwie war das befreiend.«

Meine Schwester nickt. »Das wurde auch mal Zeit.«

»Hm«, mache ich und trinke einen Schluck Kaffee. »Und deshalb geht's mir etwas besser.«

»Etwas? Du strahlst, als hättest du mit einem Atomreaktor gekuschelt.«

Ich lache auf. »Na ja, Ethan hat mir geholfen.«

»Ethan? Dein Nachbar Ethan?«, hakt sie ungläubig nach.

»Ja.« Ich wage es nicht, meine Schwester anzusehen, denn ich weiß genau, dass sie in meinen Augen lesen kann. Sie wird sofort wissen, dass wir miteinander geschlafen haben, weil meine Augen einen verträumten Ausdruck annehmen würden. Auch wenn ich heute Morgen und letzte Nacht noch gezweifelt habe, habe ich über den Tag gemerkt, dass Ethan sich langsam aber sicher in mein Herz schleicht. Die Angst, dass er mir ebenso wie Alex genommen wird, ist allgegenwärtig, doch darf ich mich davon nicht bremsen lassen. Ethan ist so unglaublich lieb zu mir. Mir ist bewusst, dass ich eigentlich um meinen Mann trauern müsste, aber vielleicht habe ich wegen der langen Zeit, in der Alex im Koma lag, eine Art Sondererlaubnis, die besagt, dass ich mein Herz früher als andere verschenken darf. Andererseits, das Herz fragt nicht, wann der richtige Zeitpunkt ist, um sich an jemanden zu binden. Es macht es einfach, ob es einem passt oder nicht.

»Wann war er hier?«

»Gestern.«

»Aber du hast doch heute aussortiert«, sagt sie irritiert.

»Ja, heute war er auch hier.«

»War er zwischendurch mal in seiner Wohnung?«

Ich verziehe das Gesicht. Fuck, sie hat mich.

»Abigail Hudson, du kleines Luder.«

Entgeistert schaue ich sie an. »W-wie bi-bitte?«

Cleo lacht glockenhell. »Ich freue mich für dich. Wie war's?«

»Wie war was?«, will ich wissen. Ich bin verwirrt. Entweder hat sie schnell eins und eins zusammengezählt oder sie versucht, mich auf diese Weise aus der Reserve zu locken. Nachdenklich betrachte ich meine Schwester, deren rotblonden Locken um ihre mit Sommersprossen gesprenkelten Wangen tanzen.

»Ihr hattet doch sicher Sex. Komm schon, Abby, ich kenne dich, du grinst nicht, weil er bloß dabei geholfen hat, Alex' Kram auszusortieren«, antwortet sie überzeugt.

Ich hole tief Luft. »Ich will nicht darüber reden.«

»Komm schon!«

»Nein, ich spreche nicht mit dir darüber.«

»Also hattet ihr Sex!«, ruft sie aus.

Ich beiße schmerzhaft fest auf meine Unterlippe.

»Dein Schweigen ist Antwort genug.« Sie legt ihre Hand auf meine. »Wie war's?«

»Cleo, bitte«, stoße ich aus.

»Abby, du hast dich drei Jahre lang versteckt, ich will jetzt wissen, wie es mit Ethan war.«

»Es war schön«, sage ich knapp.

»Nur schön? Ich will Details hören!«, entgegnet sie.

Ich schüttle den Kopf. »Nein, darüber rede ich nicht mit dir.«

»O Gott, Abby, du machst mich wahnsinnig.«

»Ich mag ihn, Cleo, und auch wenn es schön war, mehr wird nicht aus uns.«

Ihre Augenbraue flippt in die Höhe. »Das ist nicht dein Ernst, oder?«

»Doch. Er braucht eine Frau, die sich auf die Straße traut, statt sich in ihrer Wohnung zu verkriechen. Wir waren gestern miteinander einkaufen, danach war er total gestresst, weil ich mich so beeilt habe«, erkläre ich ihr. »Er wird auf Dauer sicher nicht damit zurechtkommen, dass ich nur hier drin bin.«

»Dann geh raus!«

Ein weiteres Kopfschütteln. »Ich kann nicht. Ich habe Angst davor, vor die Tür zu gehen.«

»Warum? Ich weiß, ich habe dich oft danach gefragt, aber du hast mir nie eine richtige Antwort gegeben. Draußen passiert dir nichts.«

»Der Unfall ist draußen passiert.«

»Weil Alex getrunken hatte. Du weißt, dass so was nicht täglich passiert.«

Ich senke den Blick wieder. Weiß ich das wirklich? Ich bekomme schon Herzrasen, wenn ich nur daran denke, dass ich einkaufen muss. Als Cleo das noch für mich erledigt hat, ging es mir gut, allerdings macht sie es jetzt nicht mehr. Meine Schwester ist der Meinung, dass ich den Weg zurück ins Leben finden muss, aber ich habe die Spur aus den Augen verloren.

»Abby, du weißt, ich stehe immer hinter dir, aber ich will, dass du wieder rausgehst und dein Leben genießt. Damals warst du so lebensfroh, jetzt bist du wie innerlich tot. Als würdest du nur darauf warten, dass es eines Tages einfach vorbei ist«, redet sie auf mich ein.

»Ich weiß, aber ich kann den Unfall einfach nicht vergessen.«

»Und wenn du gemeinsam mit Ethan rausgehst?«

»Was soll das ändern?«

»Ich meine, wenn ihr kleine Schritte macht und erst mal nur in das Café gegenüber geht, oder bloß unten vor die Tür, sodass du jederzeit wieder hochgehen kannst.«

»Mal sehen.«

»Versprich es mir.«

»Cleo, wir werden sehen, wann ich wie weit bin, okay?«

»Okay.« Sie trinkt einen Schluck Kaffee. »Oh, du könntest ihn doch auch zu einem Auftritt oder einer Probe der Gents begleiten. Die Jungs haben mich zuletzt alle gefragt, wie es dir geht, weil du bei der Beerdigung nicht mit ihnen gesprochen hast.«

»Was hast du gesagt?«

»Dass du zurechtkommst.«

»Danke.« Ich bin froh, dass sie ihnen diese Antwort gegeben hat, denn nachdem ich damals aus dem Krankenhaus entlassen wurde, kam täglich ein anderer von ihnen vorbei, um nach mir zu sehen. Gerard brachte Bourbon mit, den ich nicht trank. Camden brachte CDs mit, die ich nicht hörte. Silas schenkte mir Videos von ihren Auftritten, die ich nicht ansah, und die Liste lässt sich mit Bastien, Richard, Jensen und Grayson beliebig weiterführen.

Meine Schwester und ich unterhalten uns über belanglosere Dinge als meine Nacht mit Ethan. Ich will ihr einfach keine Details anvertrauen, denn ich weiß nicht, wohin die Sache mit ihm führt. Sind wir nun Freunde mit gewissen Vorzügen oder wird mehr aus uns? Ich weiß es nicht, will es aber auch nicht wissen, denn sobald mein Hirn irgendwas dergleichen registriert, würde es mich den Rücktritt antreten lassen. Warum muss das Leben nur so höllisch kompliziert sein? Warum muss man sich verlieben und verlieren? Das Herz ist verräterisch. Man beschließt, der Liebe den Rücken zuzuwenden, und das Herz schießt sich sofort auf den nächstbesten Mann ein. Blöderweise ist dieser Mann mein Nachbar. Mein höllisch gut aussehender Nachbar.

Verdammt! Ich sollte diese Gedanken verdrängen, damit ich Ethan nicht noch wie ein hirnloses Groupie hinterherlaufe.

»Brauchst du noch irgendwas vom Supermarkt?«, erkundigt sich Cleo, als sie sich erhebt.

»Nein, ich brauche im Moment nichts, wenn doch, kann ich es liefern lassen. Der Supermarkt um die Ecke bietet den Service neuerdings an«, erwidere ich.

»Okay, aber versuch, selbst einkaufen zu gehen, statt die Lebensmittel liefern zu lassen.«

Ich salutiere vor ihr. »Aye, aye, Ma'am.«

Grinsend schüttelt sie den Kopf und zieht ihre Jacke über. »Du kannst dich ja von Ethan begleiten lassen.«

»Mal schauen«, entgegne ich seufzend. Warum will sie ständig, dass ich mich von Ethan begleiten oder mir von ihm helfen lasse? Ich sollte ihn mal fragen, denn Cleo gab mir keine Antwort darauf, als ich es wissen wollte. Entweder wich sie aus oder wechselte das Thema, was nicht nur theoretisch, sondern auch praktisch das Gleiche ist.

»Grüß ihn von mir«, sagt sie, als sie an der Tür steht.

Ich gehe zu ihr und umarme sie. »Pass auf dich auf, okay?«

»Du kennst mich doch«, flüstert sie mir ins Ohr.

»Deswegen ja.«

»Ich versprech's dir, Abby.«

»Danke.« Ich drücke einen Kuss auf ihre Wange, anschließend schenkt sie mir ein Lächeln und gut.

Als Cleo weg ist, lasse ich meinen Blick durch das Apartment schweifen. An Alex' Instrumenten bleibt er hängen. Meine Lippen verziehen sich zu einem Lächeln, als ich zu ihnen gehe. Vorsichtig, beinahe ehrfürchtig nehme ich die Gitarre an mich und lasse meine Finger über die Saiten gleiten. Selbst der Kapodaster ist noch am Bundstab befestigt. Sie ist genauso, wie Alex sie hinterlassen hat, doch bin ich mir sicher, dass sie ordentlich verstimmt ist. Die Gibson Standard hatte er schon damals. Gehegt und gepflegt hat er sie. Eigentlich müsste ich sie weggeben, Trevor, sein unehelicher Sohn hätte sie verdient, aber ich bin egoistisch. Unsere Instrumente und die Liebe zur Musik haben uns miteinander verbunden. Wie gern erinnere ich mich an die Abende, an denen wir hier im Wohnzimmer saßen und gemeinsam Musik gemacht haben.

Sanft lasse ich meine Finger die Saiten streicheln, sodass ein leiser, aber hoher Akkord entsteht dank des Kapodasters. Ich weiß gar nicht mehr, warum er ihn angebracht hat, aber dieser kleine Ton ruft mir die Bilder jenes letzten gemeinsamen Spielens in Erinnerung. Ich schließe die Augen, streife noch einmal über die Saiten und verziehe meine Lippen zu einem seligen Lächeln.

***

Es klopft an der Tür. Ich erwache aus meiner glückseligen Starre, in die mich die Akkorde versetzt haben, und schlage die Lider auf.

Es klopft erneut.

Ich stehe auf und gehe zur Tür. »Da bist du ja«, grüße ich Ethan lächelnd.

Ohne etwas zu sagen, beugt er sich zu mir und küsst meine Stirn.

»Ich komme gleich, okay?«

»Ich muss leider noch mal los, mein Bruder braucht mich, aber komm doch mit«, erwidert er gut gelaunt.

Daraufhin trete ich einen Schritt zurück. »Wohin?«

»Na zu meinem Bruder. Caden würde sich sicher freuen, dich zu sehen.«

Ich beiße mir auf die Unterlippe. »Wo wohnt er?«

»Etwa vier Blocks weiter.«

»Und wo besuchen wir ihn?«

»Einen Block weiter in seinem Restaurant, aber nur, wenn du willst, sonst gehe ich allein.« Ethan räuspert sich. »Allerdings wollten wir den Abend miteinander verbringen und ich dachte, wir könnten bei ihm etwas essen.«

»Warum braucht er dich?«

»Der Gitarrist ist abgesprungen. Die anderen Gents kommen auch und wir spielen ein spontanes Set.«

Ich hole tief Luft. »Was für ein Restaurant ist das? Ist es nobel oder eher ... Mir fällt das Wort nicht ein.«

»Du musst dich nicht rausputzen, falls du das meinst.«

»Du trägst eine Chino, Hemd und Krawatte, aber ich soll mich nicht herausputzen?«, hake ich irritiert nach.

»Hast du kein Kleid?«

»Doch«, antworte ich.

»Zieh es an, okay? Ich warte solange auf dich.«

»Oh Mann«, stoße ich aus, lasse ihn hereinkommen und gehe ins Schlafzimmer. Ratlos stehe ich vor dem Kleiderschrank. Warum ich mich darauf einlasse, weiß ich nicht, und ich habe Angst, dass etwas passiert, aber ich habe die Tabletten auf dem Nachttisch stehen. Wenn ich ein paar davon einwerfe, werde ich nicht durchdrehen. Nein, ich werde vollkommen ruhig bleiben, entspannt, jedenfalls hoffe ich das. Schließlich schnappe ich mir das rote Kleid, das ich ewig nicht mehr getragen habe. Das Oberteil ist eng, der Rock ausgestellt und ich kann Ballerinas dazu tragen.

***

Eine Viertelstunde später bin ich fertig. Meine Haare habe ich zu einem einfachen Pferdeschwanz gebunden und gefühlte Tonnen von Make-up verbergen die Narbe vor neugierigen Blicken. Ich halte das Tablettenfläschchen in der Hand und zittere. Kann ich das wirklich?

»Bist du soweit?«, fragt Ethan leise.

Ich schaue zu ihm. »Ich … habe … Angst.«

Er legt den Kopf schief, betrachtet mich, dann kommt er näher. »Willst du welche nehmen?«

»Ich glaube, das wäre am besten.«

Ethan nickt. »Wie viele?«

»Zwei … mindestens zwei.«

»Wie viele nimmst du sonst?«

»Vier«, antworte ich beschämt, denn die Dosis darf man eigentlich nicht verdoppeln.

Er hebt seine Augenbraue. »Okay, du nimmst zwei und wenn es nicht geht, nimmst du noch eine«, sagt er, nachdem er die Beschreibung auf dem Fläschchen gelesen hat.

»Soll ich das jetzt absegnen oder hast du das schon längst beschlossen?«, frage ich überfordert, so sehe ich ihn auch an.

Ethan hebt den Blick. Er lächelt so charmant, dass mein Herz schneller schlägt. »Ist schon beschlossene Sache.« Anschließend öffnet er die kleine Flasche, um zwei der Tabletten herauszuholen. »Hier.«

Ich öffne die Hand, er lässt die Pillen hineinfallen, dann reicht er mir die Wasserflasche vom Nachttisch. »Danke.«

Nachdem ich das Beruhigungsmittel heruntergespült habe, ergreift Ethan meine Hand. »Gehen wir?«

»Eigentlich sollten wir noch ein paar Minuten warten, bis die Tabletten wirken«, entgegne ich leise.

»Okay, dann muss ich Gerard Bescheid sagen, damit sie schon mal ohne mich anfangen.«

»Wenn du mir sagst, welches Restaurant es ist, komme ich nach.«

Kopfschüttelnd sieht er mich an. »Du würdest nicht kommen, deshalb warte ich, bis deine Tabletten wirken.«

»Okay«, seufze ich, dabei entziehe ich ihm meine Hand. Ich laufe zum Schuhschrank, um die schwarzen Ballerinas herauszuholen. Langsam schlüpfe ich hinein, dabei hoffe ich, dass die Wirkung schnell einsetzt. Das Herz schlägt mir immer noch bis zum Hals und ich weiß nicht, ob ich es ausspucken oder runterschlucken soll. Auf jeden Fall habe ich momentan das Problem, dass es mich ersticken will.

***

Krampfhaft halte ich mich an Ethan fest, während wir zu Cadens Restaurant spazieren. Meine Hände sind schweißnass und mir ist es peinlich, dass ich wegen eines so kurzen Wegs so ängstlich bin. Ich habe das Gefühl, meinem Ende entgegenzugehen. So komisch es klingt, doch mit diesem Unfall ging ich kaputt. Äußerlich vielleicht nicht vollständig, aber innerlich schon. In mir liegt ein Scherbenhaufen, doch Ethan versucht, das Bild nach und nach wieder zusammenzusetzen, als sei es ein Puzzle. Ein äußerst Forderndes, für das man viel Geduld braucht. Vielleicht 50.000 Teile, das würde jedenfalls erklären, warum ich irgendwann die Geduld verloren und keine weitere Therapie gemacht habe. Vielleicht wage ich es irgendwann noch einmal, doch momentan bin ich nicht bereit dazu.

***

ETHAN

Obwohl Abby sich an meiner Hand festhält, als sei sie ein rettender Anker, wirkt sie verunsichert, beinahe hektisch. Immer wieder sieht sie sich um. Geräusche lassen sie schneller atmen und ihre Hand ist so unglaublich zittrig, dass ich das Gefühl habe, dass sie jeden Moment das Bewusstsein verliert. »Alles ist gut«, sage ich leise, als wir eine Straße überqueren müssen.

»Ja«, stößt sie mühsam aus, dabei schaut sie zu mir hoch.

»Warum hast du Angst?«

»Es kann immer irgendwas passieren.«

Ich schüttle den Kopf. »An meiner Seite wird dir nichts passieren, das verspreche ich dir.«

»Hm.« Besonders überzeugt wirkt sie nicht, doch weiß ich nicht, wie ich ihr die Angst nehmen kann. Drei Jahre sind eine erstaunlich lange Zeit, um sich eine eigene Welt, in der alles fast in perfekt ist, aufzubauen. Sie hat es getan, während ihr verstorbener Mann im Krankenhaus langsam vor sich hin starb. Ich weiß, dass das hart ausgedrückt ist, doch in Alex' Fall kann man es nicht anders sagen. Sicher bedaure ich, was den beiden passiert ist, denn ihre Liebe war jung, auch wenn der Kerl sie betrogen und ein Kind mit einer anderen gezeugt hat. Vielleicht hätte sich Abby von ihm getrennt, wenn der Unfall nie geschehen wäre und sie davon erfahren hätte, doch im Nachhinein betrachtet, kann man sich nicht einmal dessen sicher sein. Vielleicht hätte sie sich auch mit der Situation arrangiert, sofern Alex die Ehe hätte retten wollen. Man weiß es nicht. Und ich bin der Letzte, der es auch nur erahnen könnte.

Wir haben die Straße überquert und inzwischen hält sie meine Hand und meinen Arm fest, drängt sich an mich. Ich kann nicht abstreiten, dass es mir gefällt, zu spüren, wie ihre Brüste sich mit jedem Atemzug gegen meinen Oberarm drücken, aber es gefällt mir nicht, dass sie es aus Angst tut. Für diesen Abend ist sie über ihren Schatten gesprungen. Dass sie Medikamente genommen hat, stört mich nicht, denn sie scheint sie zu brauchen, um überhaupt die Wohnung verlassen zu können. Bei Alex' Beerdigung hatte sie sich vollkommen mit diesem Beruhigungsmittel abgeschossen, jetzt auch wieder. Wie es neulich beim Einkaufen war, kann ich nicht beurteilen. Dennoch ist es erstaunlich, dass sie trotz der Beruhigungsmittel so ängstlich ist. Die Medikamente scheinen ihr nur bedingt zu helfen, oder sie entfalten ihre Wirkung erst nach einem längeren Zeitraum. So genau weiß ich es nicht, denn mehr als ein paar Aspirin brauchte ich bisher nicht in meinem Leben. »Da sind wir«, verkünde ich, als wir vor der Tür des Restaurants meines Bruders stehen. Das Lokal war sein Lebenstraum, den er sich mit 26 Jahren erfüllt hat. Seit sechs Jahren leitet er es und geht in seinem Job auf. Ich hingegen besuchte die Juilliard, um Musik zu studieren, was mir noch nicht besonders viel Ruhm eingebracht hat. Nun, seit ich beim Gentlemen's Squad spiele, werde ich auf der Straße erkannt, aber der große Erfolg hat sich bisher noch nicht eingestellt. Die Band ist stadtbekannt, auch darüber hinaus, aber ich träume vom Welterfolg. Man darf träumen, aber es ist auch wichtig, seine Träume zu leben. Es kommt nicht darauf an, wann man seine Träume lebt, sondern darauf, dass man sich traut, sie zu verwirklichen. Viele Menschen lassen sich von ihrer Angst ausbremsen oder vergessen das, was sie immer gern gemacht haben. Andere überstürzen es und müssen ihre Träume aufgeben, doch ich arbeite langsam aber beständig darauf hin.

Abby hebt den Blick zur Werbetafel. »Hier war ich schon mal.«

»Mit Alex?«

Sie nickt. »Ja, hierher lud er mich zu unserem Hochzeitstag ein.«

»Ich hoffe, es war nicht jener …«

»Nein, wir haben am Valentinstag geheiratet. Ein Klischee, ich weiß, aber wir fanden es unheimlich romantisch.«

Ich lächle. »Gehen wir rein? Ich meine, ich muss rein, die brauchen mich da drin.«

»Ja, okay.«

»Ich sorge dafür, dass du einen guten Platz bekommst.« Anschließend zwinkere ich ihr zu.

Abby atmet tief durch und nickt. »Okay.«

Ich öffne ihr die Tür, lasse sie eintreten, dann überhole ich sie, um ihr meine Hand anzubieten.

Wieder klammert sie sich an mich.

»Herrgott, da bist du ja endlich. Die spielen bisher nur auf dem Klavier, weil du nicht da bist, um die Band zu vervollständigen«, sagt Caden, statt eines Grußes. Er schaut Abby an. »Abby, wie schön, dich zu sehen.«

»Hi, Caden«, grüßt sie ihn, aber reicht ihm nicht die Hand.

Er schaut zwischen uns und hebt die Augenbrauen, anschließend blickt er mich fragend an. »Abby, ich habe noch einen Tisch für zwei in der Nähe der Bühne frei. Möchtest du dich dort hinsetzen?«

Wir richten unser Augenmerk auf sie.

»O-okay«, stammelt sie.

»Ich bringe euch hin«, verkündet mein Bruder.

Abby setzt sich an den Tisch, den Caden uns gezeigt hat, ich hingegen gehe zu meinen Bandkollegen auf die Bühne.

Gerard legt seine Hand auf das Mikrofon und sieht mich vernichtend an. »Wurde auch Zeit.«

»Tut mir leid, aber eigentlich hatte ich ein Date mit Abby und es hat ein wenig Überzeugungsarbeit gebraucht, damit sie mich hierher begleitet«, sage ich leise.

Er nickt, dennoch scheint er nicht besänftigt zu sein. »Am besten lässt du sie in Ruhe.«

Mir wird klar, dass ich mich nicht mit unserem Bandleader anlegen sollte. Allerdings sehe ich es nicht ein, Abby aus dem Weg zu gehen. Wenn ich sie ansehe, schlägt mein Herz schneller. Ein Gefühl, dass Kendra lange nicht mehr auslösen konnte. Es war definitiv nicht schlecht, dass sie mich rausgeworfen und ich anschließend einen Schlussstrich gezogen habe.

Abby lässt mich nicht aus den Augen. Ihr Blick fühlt sich wie ein Streicheln an. Ich lächle und zwinkere ihr zu. Sie hebt einen Daumen, wahrscheinlich, um mir zu signalisieren, dass es ihr gut geht. Mein Bruder geht zu ihr, die beiden fangen an, sich zu unterhalten.

»Hast du mitbekommen, was wir spielen?«, wendet sich Silas an mich.

»Nein, sorry, ich war abgelenkt.«

»Good Morning Heartache«, lässt er mich wissen und nimmt seine Trompete hoch.

Ich beginne, der Gitarre die ersten Akkorde zu entlocken. Das Original verzichtet eigentlich darauf, doch wir setzen auf künstlerische Freiheit.

Abby senkt den Blick, sie atmet schwer, aber es sieht so aus, als würde sie sich um ihre innere Ruhe bemühen.

* * *

Es sind nicht mehr viele Gäste da. Wir haben dreimal für fünfundvierzig Minuten gespielt. Ein Lied fehlt noch und ich fange langsam an.

Gerard und die anderen schütteln hektisch die Köpfe, aber ich lasse mich nicht beirren. Schließlich räuspert sich unser Bandleader. »Ladies und Gentlemen, wir spielen nun unser letztes Lied für den heutigen Abend. Abby, das ist für dich.«

Sie erblasst, als sie die Melodie von *Have I told you lately* erkennt. Überfordert schaut sie sich um.

Was hat es mit dem Lied auf sich?

»Ist dein Song«, raunt Silas mir zu.

Irritiert sehe ich ihn an, spiele aber ruhig weiter.

»Du musst singen«, sagt er leise.

Zum Glück haben wir das Lied bis zum Erbrechen geprobt, sodass ich nun einigermaßen textsicher bin. »Have I told you lately that I love you.« Während ich singe, konzentriere ich mich auf Abby.

Sie hat Tränen in den Augen, immer wieder weicht sie meinem Blick aus.

»Ease My Trouble that's what you do.« Ich lasse den letzten Akkord ausklingen, meine Kollegen ebenfalls.

»Vielen Dank für Ihre Aufmerksamkeit«, sagt Gerard leise ins Mikro.

Wir stellen unsere Instrumente weg, dann will ich zu Abby gehen, doch Camden, unser Saxophonist, hält mich auf. »Was hast du dir dabei gedacht?«

»Der Song steht auf dem Set«, antworte ich überrascht, da er so feindselig wirkt.

»Der Song ist ge-xt, das heißt, er wird nicht gespielt!«, sagt er ernst.

»Auf meinem Set ist kein X.«

Er schnaubt genervt. »Du wirst Abby erklären, warum du ihn gespielt hast.«

»Was hat es denn mit dem verdammten Lied auf sich?«, hake ich nach.

»Alex hat es immer für sie gesungen.«

»Fuck«, stoße ich aus und sehe zu Abby. Sie zittert und weicht meinem Blick aus. Verdammt, ich muss mich bei ihr entschuldigen.

»Ja, großes Fuck«, stimmt er mir zu.

»Ich muss sofort zu ihr. Entschuldige mich, Camden.« Ich lasse ihn stehen, schnellen Schrittes begebe ich mich zu Abby. »Es tut mir leid.«

Sie hebt den Kopf. »W-wie bitte?«

»Es tut mir leid, dass ich dieses Lied gesungen habe.«

Daraufhin verzieht sie ihre sinnlich geschwungenen Lippen zu einem sanften Lächeln. »Es ist nicht schlimm. Ich fand es wirklich schön.«

Ich nehme auf dem freien Stuhl Platz, dann ergreife ich ihre Hand. »Bist du nicht sauer?«

Abby schüttelt den Kopf. »Überhaupt nicht. Es war schön, das Lied mal wieder zu hören.«

Meine Miene friert ein. »Camden sagte, dass Alex …«

»Er hat es immer für mich gesungen, ja«, unterbricht sie mich seufzend und schaut in meine Augen. »Danke, dass du es gesungen hast. Es kam mir für einen Moment so vor, als wäre er noch hier.«

Ich beuge mich zu ihr, hauche einen Kuss auf ihre Wange. »Und dir geht's wirklich gut?«

»Ja.«

Dass ich sie vorhin dabei beobachtet habe, wie sie weitere Tabletten genommen hat, möchte ich nicht erwähnen, denn sie würde sicher irgendwelche Ausflüchte für die Gründe finden. »Hast du Hunger?«

Sie nickt. »Ja, aber die Karte gibt nichts her, worauf ich Lust habe.«

Ein Blick auf mein Handy verrät mir, dass es bereits 23 Uhr ist. »Es ist schon ziemlich spät.«

»Ich mache mir zu Hause ein Sandwich.«

Ich hebe eine Augenbraue. »Du wolltest doch bei mir übernachten.«

»Ja und?«

»Und dann willst du dir bei dir ein Sandwich machen?«

Sie wirkt perplex. »Na ja, ich muss mich umziehen, also kann ich das miteinander verbinden, oder nicht?« Abby grinst unschuldig.

Ein leises Lachen stiehlt sich aus meiner Brust. »Ich sag dir was. Wir machen uns jetzt auf den Heimweg und während du dich bei dir umziehst, werde ich uns etwas zu essen machen.«

»Alles klar, ich muss nur noch bezahlen, dann können wir gehen.«

»Lass nur, ich erledige das.« Ich erhebe mich, um zur Theke zu gehen.

Mein Bruder sieht mich fragend an. Mit seinen zwei Metern und dem muskulösen Körper sieht er in seiner Kochuniform etwas lächerlich aus, aber das spreche ich besser nicht laut aus. Da er etwas kräftiger ist als ich, will ich es nicht riskieren, mir einen seiner Hiebe, die auch spaßeshalber verdammt schmerzhaft sind, einzufangen. »Was gibt's?«

»Ich wollte Abbys Getränke bezahlen.«

Caden winkt ab. »Du und deine Leute habt mir einen großen Gefallen getan, die Getränke gehen aufs Haus.«

»Danke, Bruder.«

Er kommt um die Theke herum und umarmt mich kurz. »Wollt ihr noch etwas essen? Für euch würde ich die Küche noch mal aufmachen.«

Ich schüttle den Kopf. »Abby ist nicht besonders angetan von deiner Karte.«

Seine Gesichtszüge entgleisen. »Wie bitte?«

»Sie mag die Gerichte, die auf der Speisekarte stehen, nicht besonders.«

»Wow«, stößt er aus. »Das ist hart, immerhin hat sich noch niemand über meine Karte beschwert.«

»Sorry, ich hab mich falsch ausgedrückt. Sie hat sich auch nicht beschwert, sondern bloß gesagt, dass die Karte nichts hergibt, worauf sie Lust hat«, entgegne ich und ringe mir ein unschuldiges Lächeln ab.

Caden seufzt erleichtert. »Gut, dann frag sie, worauf sie Lust hat, und das koche ich ihr.«

Erneut wiegle ich ab. »Es ist spät und ich bin müde, wir kommen demnächst zum Essen vorbei, okay?«

Mein Bruder legt den Kopf schief. »Was läuft da zwischen euch beiden?«

Ich ziehe die Schultern hoch und bemühe mich, neutral auszusehen.

»Ethan, ich kenne dich. Hast du etwas mit ihr?«

Als ich seinem Blick ausweiche, stößt er ein siegessicheres »Aha« aus. Na super, warum wurde ich eigentlich mit einem intelligenten Bruder gesegnet? Hätte er nicht strohdumm sein können? »Wir hatten Sex und verbringen Zeit miteinander, aber mehr ist nicht zwischen uns.«

Mein Bruder zieht ein Gesicht, das Bände spricht. Sicher ist es nicht nur für mich offensichtlich, dass er mir an die Gurgel gehen will. Er packt mich am Arm und zerrt mich an den Gästen vorbei in die Küche. Vor den Bullaugen, durch die man in den Gastraum schauen kann, bleiben wir stehen. »Alter, die Frau hat erst ihren Mann beerdigt. Du kannst sie doch nicht einfach flachlegen!«

Ich schnaube und fahre durch meine dunkelbraunen Haare. »Ich habe mich in sie verliebt und sie sicher nicht nur zum Spaß flachgelegt, Caden.«

»Sicher?«

»Absolut.«

Er räuspert sich. »Und wie empfindet sie?«

Unwissend zucke ich mit den Schultern. »Ich weiß es nicht. Sie lässt nicht wirklich etwas durchscheinen.«

»Was denkst du, was sie für dich empfindet?«

»Ich habe keine Ahnung, Caden. Sie sagte zwar mal, dass sie mich mag, aber mehr kann ich nicht beantworten. Allerdings lässt sie sich von mir küssen, in den Arm nehmen und sie hat mich trotz ihrer Angst, hierher begleitet.«

»Welche Angst?«, hakt er nach.

»Agoraphobie.«

»Fuck. Warum suchst du dir eigentlich immer die kaputten Frauen aus? Kendra war auch schon so ein … Pflegefall.«

Ich hebe eine Augenbraue. »Wie bitte?«

»Kendra, die Frau hatte eine Macke ohnegleichen, Abby scheint nicht viel besser zu sein.«

Genervt von dem vorschnellen Urteil meines Bruders schüttle ich die Augen. »Sie ist nicht kaputt, nur angeknackst.«

»Das ist nicht wesentlich besser.«

»Es ist besser, als mir irgendeine Frau, die jedes Klischee erfüllt und mich nicht glücklich macht, anzulachen«, halte ich geduldig dagegen, auch wenn ich kurz vorm Platzen stehe.

»Wow, Abby scheint es dir ja richtig angetan zu haben«, sagt er abwehrend. »Aber denkst du, du kommst damit zurecht? Ich meine, sie sieht ziemlich mitgenommen aus.«

»Wie meinst du das?« Wenn er nun auf ihre Narbe anspielt, muss ich mit dem Gedanken spielen, meinem Bruder das erste Mal in meinem Leben, einen Kinnhaken zu verpassen.

»Der Tod ihres Mannes. Sie wirkt immer noch mitgenommen.«

Ich schüttle den Kopf – wie schon so oft heute. »Nein, ihre Angst und die Medikamente, die sie dagegen nimmt, sind schuld. Wenn sie entspannt ist, sieht sie ganz anders aus.«

»Und was ist mit dieser Narbe in ihrem Gesicht? Stört die dich gar nicht?«

Ich wusste, dass er darauf anspielen wird. Am liebsten würde ich ihm eine reinhauen, doch schaffe ich es, mich zusammenzureißen. »Nein, es ist auch keine Narbe, sondern eine Spur ihres bisherigen Lebens, Caden«, erwidere ich seufzend. »Ich habe seelische Narben, sie hat oberflächliche, doch der Charakter ist wichtiger als ihr Körper.«

Mein Bruder wirkt verständnisvoll. »Wenn du sie wirklich liebst, behandle sie gut. Du hast es verdient, glücklich zu werden.« Caden kommt einen Schritt näher und umarmt mich. »Und pass auf sie auf.«

»Das werde ich«, verspreche ich, nachdem ich mich zurückgezogen habe. Als ich einen Blick durchs Bullauge werfe, sehe ich, dass Abby an der Theke steht. Sie wirkt unruhig und sie schaut sie um, doch Gerard kommt an ihre Seite. Die beiden sprechen miteinander, allerdings scheint sie sich nicht über das Gespräch zu freuen. Er hingegen redet ruhig auf sie ein, sie nickt, schüttelt den Kopf, nickt und schüttelt erneut den Kopf. Was ist mit ihnen los? Plötzlich hebt Abby die Hand und sagt etwas, was ihn perplex innehalten lässt. Sie spricht weiter, gestikuliert wild und … weint.

»Was ist denn bei den beiden los?«, möchte Caden, der ebenfalls zu ihnen schaut, wissen.

»Ich muss zu ihr.«

Er legt seine Hand auf meine Schulter, als ich meine gegen die weiß lackierte Tür drücke. »Du solltest sie ihre Schlachten allein schlagen lassen.«

»Nicht in diesem Fall, sie scheint, sich nicht wohlzufühlen.« Ohne einen möglichen Einwand meines Bruders abzuwarten, verlasse ich die Küche, um Abby zu helfen.

»Warum tauchst du mit ihm hier auf? Du hast Alex eben erst beerdigt«, sagt Gerard gereizt.

»Noch mal: Es geht dich nichts an, mit wem ich Zeit verbringe, und jetzt hör auf. Du bist weder mein Vater noch mein großer Bruder«, kontert Abby heiser.

»Mag sein, aber ich war Alex' bester Freund.«

»Dennoch hast du nicht das Recht, dich in mein Leben einzumischen.«

Gerard schnaubt. »Fickt er dich?«

»Ich denke, das reicht jetzt«, mische ich mich ein.

Abby wirft mir einen dankbaren Blick zu. Ich hatte gehofft, sie so schnell nicht mehr weinen zu sehen, doch dank meines Kollegen vergießt sie wieder Tränen.

»Das Thema geht dich nichts an«, wendet er sich an mich.

»Gerard, ich will keinen Stress, aber lass Abby in Ruhe. Sie ist bloß mitgekommen, weil ihr zu Hause die Decke auf den Kopf fällt«, nehme ich sie in Schutz.

»Fickst du sie?«, hakt er nun bei mir nach.

»Das ist doch lächerlich«, stoße ich voller Sarkasmus aus, aber nur, damit Abbys Ruf nicht darunter leidet. Manche Leute sind immer noch so verschroben, dass sie der Meinung sind, eine Witwe müsse über Monate hinweg trauern. Sie ahnen nicht, dass wir im Jahr 2017 angekommen und somit im 21. Jahrhundert sind. Für diese Menschen ist die Uhr wohl im 19. Jahrhundert stehen geblieben.

»Wir haben nichts miteinander, Gerard, und jetzt lass mich bitte nach Hause gehen. Ich bin müde und will ins Bett.«

Er schnaubt. »Ich bringe dich nach Hause.«

»Nein, ich werde mit Ethan gehen. Er hat denselben Weg.«

Gerard umklammert ihren Arm, als sie sich von ihm abwendet. Er zieht sie unsanft zurück. »Abby, lass mich dich bringen.«

Sie entzieht sich ihm ruckartig. »Lass mich in Ruhe, Gerard. Ich will weder mit dir noch mit den anderen reden. Ich habe Alex verloren, ja, aber er lag drei Jahre im Koma. Egal, ob mit Ethan oder sonst wem, ich darf weiterziehen, wann immer ich es für richtig halte.«

»Aber nicht mit ihm!«, herrscht er sie an.

»Leute, es reicht jetzt«, mische ich mich ein.

Abby kommt an meine Seite. »Können wir gehen?«

»Sicher.« Ich nicke und werfe Gerard einen Blick zu. »Wir sehen uns Freitag bei der Probe.«

»In Ordnung. Pass auf sie auf«, erwidert er schwer atmend.

»Immer«, sichere ich ihm zu.

Als wir das Restaurant meines Bruders verlassen haben, klammert sie sich an meine Hand. Sie ist unruhig, schnieft und ich sehe die einsame Träne ihre Wange hinabkullern.

»Es tut mir leid. Ich wusste nicht, dass er so reagieren würde, wenn wir gemeinsam kommen«, sage ich schuldbewusst.

Abby zieht die Nase hoch. »Er hat überhaupt kein Recht, sich in mein Leben einzumischen.«

»Ich gehe davon aus, dass er dich beschützen will, immerhin war er Alex' bester Freund.«

»Schon, aber Alex ist tot. Er wird nicht mehr zurückkommen und Gerard auf die Schulter klopfen, weil er ein Auge auf mich gehabt hat.« Sie ist heiser und reibt sich trotzig die Augen, wodurch ihre Mascara noch etwas mehr verwischt wird.

»Warum hat er dich überhaupt angesprochen?«

»Er wollte mich nach Hause bringen, aber ich sagte, dass ich auf dich warte, da wir zusammen gekommen sind und gemeinsam gehen werden.« Sie holt schwerfällig Luft. »Daraufhin wollte er wissen, ob wir etwas miteinander haben; ich habe es abgestritten, aber er fing einen Streit an. Ich weiß nicht, warum Gerard sich plötzlich so aufspielt, wir hatten über zweieinhalb Jahre keinen Kontakt.«

Ich seufze. »Wirkt fast so, als wäre er an dir interessiert.«

»Ja klar«, stößt sie schniefend und voller Sarkasmus aus.

»Doch. Camden hat mir fast an Kopf abgerissen, weil ich den Song angestimmt habe, aber Gerard widmet ihn dir. Wonach sieht das für dich aus?«

»Nicht nach dem, was du meinst.«

»Abby, es ist offensichtlich. Er hat dich während der Sets nicht einmal aus den Augen gelassen.«

Sie winkt ab. »Könnten wir das Thema wechseln?«

»Was willst du gleich essen?«, erwidere ich lächelnd.

»Besagtes Sandwich.«

»Welcher Belag?«

»Pastrami oder Truthahn, ich bin noch nicht sicher.«

»Ich glaube, ich habe weder das eine noch das andere im Haus«, gebe ich zu. »Normalerweise bin ich kein großer Brotesser.«

»Was frühstückst du denn oder was isst du mal zwischendurch?«, hakt sie überrascht nach.

»Na ja, Pizza, Pancakes, Eier, aber selten Brot.«

Abby lacht leise. »Pizza zum Frühstück?«

»Manchmal sogar Burger, wenn ich welche übrig habe.«

»Isst du das kalt?«

Ich nicke.

»Uah«, stößt sie angewidert aus.

»Kalt ist auch nur ein Zustand«, grinse ich.

Abby legt ihren Kopf an meinen Oberarm, während sie meine Hand hält. »Sollen wir dann noch mal bei mir schlafen?«

»Nein, wenn du Pastrami oder Truthahn – Brot wäre übrigens auch super – im Haus hast, nehme ich es mit zu mir, mache uns Sandwiches und in der Zeit kannst du dich umziehen«, antworte ich.

»Okay.«

***

ABIGAIL

Heute bin ich klüger. Ich habe einen Shorty-Pyjama angezogen und mir direkt ein Outfit für morgen eingepackt. Als ich an der Tür stehe, fällt mein Blick auf Alex' Foto, das auf der Kommode steht. Es zeigt ihn an unserem Hochzeitstag. »Sieh mich nicht so vorwurfsvoll an«, sage ich leise zur Aufnahme und wende den Blick ab. »Du hast mich belogen, betrogen und allein gelassen, du hast nicht das Recht, über mich zu urteilen.« Als ich die Wohnung verlassen will, klingelt das Telefon. Ich schaue dorthin, doch um diese Zeit werde ich den Anruf nicht mehr entgegennehmen. Den Job überlasse ich dem Anrufbeantworter.

»Hi, hier sprechen Alex und Abby Hudson. Wir sind gerade nicht zu Hause, bitte hinterlassen Sie eine Nachricht nach dem Piep«, verkündet Alex' Stimme.

»Ich sollte dringend die Ansage ändern«, murmle ich.

»Abby, hier spricht Gerard. Es tut mir leid, dass ich vorhin aus der Haut gefahren bin, deshalb geh bitte ran … Abby, komm schon.«

Ich atme tief durch.

»Verdammt, Abby, wo steckst du denn nur? Sonst gehst du doch auch nicht so früh schlafen!«, herrscht er mich mittels der Maschine an.

Ich gehe zum Telefon, anschließend schalte ich den Anrufbeantworter aus. Als das erledigt ist, ziehe ich auch den Stecker aus der Station des DECT-Teils, damit es nicht die ganze Nacht klingelt. Gerard ist hartnäckig und ich wette, spätestens morgen wird er vor meiner Tür stehen. Als Alex' bester Freund bildet er sich ein, dass er für mich da sein muss, aber das will ich nicht. Er hat damals zu jenen gehört, die mit Alex gesoffen haben, für mich trägt er genauso eine Mitschuld wie mein Mann und ich.

Es klopft. Irritiert gehe ich an die Tür und öffne sie.

»Wo bleibst du denn?«, fragt Ethan mit rauer Stimme.

»Das Telefon hat geklingelt.« Ich deute dorthin und seufze. »Gerard hat angerufen, um sich zu entschuldigen.«

»Hast du mit ihm gesprochen?«

»Nein, ich habe es dem Anrufbeantworter überlassen, mit ihm zu sprechen.«

Er lacht leise. »Scheint ganz so, als würdest du ihn zu Kreuze kriechen lassen.«

»Nein, ich will einfach nicht mit ihm reden.«

»Kommst du mit rüber?«, wechselt er das Thema.

»Ja.« Ich lege meine Hand in seine, schnappe mir den Schlüssel von der Kommode und überlasse ihm mein kleines Täschchen, als er danach greift. Mein Handy und Kosmetika habe ich hiergelassen, da ich mich nur schminke, wenn ich ausgehe. Eine Zahnbürste, Duschgel und Shampoo habe ich auch in der Tasche verstaut.

Zwei Minuten später stehen wir in Ethans Wohnung. »Ich habe dir ein Truthahn Sandwich gemacht.«

»Mit Mayonnaise?«, hake ich lächelnd nach.

»Nein, ich habe keine draufgemacht, weil ich nicht wusste, wie viel du drauf willst.« Ethan nimmt zwei Teller, die er in der Küche angerichtet hat, und kommt zu mir. »Setzen wir uns?« Er deutet zur Couch.

»Klar.« Ich stelle meine Tasche auf seinen Schwingsessel und nehme auf der Couch Platz, er direkt neben mir.

* * *

Das Sandwich war göttlich. Ich glaube, ich habe nie ein so gutes gegessen, da ich eigentlich immer nur etwas Mayo auf die Brote geschmiert und mit Truthahnbrust und ein wenig Salat belegt habe.

»Bist du satt?«

»Ja. Die sind zwar unheimlich gut, aber wenn ich noch eins esse, platze ich.«

»Dann habe ich mir das Streichen gespart, so ein nettes Rot dürfte hier doch passen«, sagt er trocken.

Ich lache auf. »Mistkerl.«

»Nein, nur sarkastisch.« Ethan zwinkert mir zu, bevor er sich rüber beugt, um meine Wange zu küssen. »Ich bringe die Teller weg.« Anschließend nimmt er mir einen vom Schoß. »Möchtest du etwas trinken?«

»Wasser wäre toll.«

»Keinen Wein?«

»Nein, Wasser ist mir am liebsten.«

»Alles klar.«

Ich drehe mich auf der Couch um, sodass ich zu ihm schauen kann. Er macht eine Flasche Rotwein auf und schenkt sich ein Glas ein. »Trinkst du oft?«, erkundige ich mich.

»Nein, nur gelegentlich, um runterzukommen, aber selten mehr als zwei Gläser«, antwortet er, als er zu mir schaut. »Der eine Abend mit dir war eine Ausnahme.«

»Zum Essen trinkst du aber auch, oder nicht?«

»Jene zwei Gläser, die ich erwähnt habe. Ich betrinke mich nicht sinnlos, Abby.« Mit seinem Wein und einem Glas Wasser für mich kommt er zu mir. »Ich bin kein Säufer.«

Es erleichtert mich, aber welcher Alkoholiker gibt schon zu, dass er ein Problem hat? Ich kenne keinen, weiß aber durchaus, dass es diejenigen, die sich dazu bekennen, gibt. Ethan scheint bodenständig zu sein, keineswegs alkoholsüchtig, worüber ich froh bin.

»Wirklich nicht«, bekräftigt er.

»Ich glaube dir doch«, erwidere ich leise, als ich in seine wundervollen blauen Augen sehe. Sein markantes Gesicht, der perfekt getrimmte Dreitagebart, die dunkelbraunen Haare. Er ist ein Mann wie gemalt.

Ethan streichelt meine Wange, sein Daumen zeichnet die Narbe in meinem Gesicht nach. »Weißt du eigentlich, wie schön du bist?«

Ich schlage die Augen zu. »Ethan, bitte.«

Er schiebt seine Hand weiter in meinen Nacken. »Ich bin bloß ehrlich.« Vorsichtig zieht er mich zu sich und küsst mich sanft.

Ich erwidere den keuschen Kuss, halte die Lider geschlossen und seufze leise.

Ethan legt seine linke Hand an meine Wange, seine rechte verweilt in meinem Nacken, als er unsere zärtliche Begegnung leidenschaftlicher werden lässt. Als ich den Mund ein wenig öffne, stößt seine Zunge hervor, umspielt meine und stupst sie an. Wir verlieren uns in diesem sinnlichen Spiel, doch zucke ich zusammen, als seine Hand auf meiner Brust landet. »Alles okay?«, fragt er leise, nachdem er sich von meinen Lippen gelöst hat.

»Ja, alles gut.«

Er will mich wieder küssen.

»Ich würde gern schlafen gehen, Ethan«, bremse ich ihn.

Für einen Moment kann ich sein Mienenspiel nicht deuten, doch schnell lächelt er. »Okay, ich gehe bloß noch duschen, dann komme ich zu dir ins Bett.«

»Alles klar.«

Wir stehen auf, räumen die Gläser weg und vor der Schlafzimmertür trennen sich unsere Wege. Ich verschwinde ins Bett, lege mich hin und starre an die Decke. »Was mach ich hier nur?«, frage ich mich leise und drehe mich auf die Seite. Ich ziehe Ethans Kissen in meinen Arm und rieche daran. Es riecht frisch, ein wenig nach Pfefferminz und einem Parfüm, vielleicht ist es auch sein Aftershave. »Ich tue das Richtige«, sage ich mir und richte mich auf. Das Prasseln das Wassers höre ich bis hierher. Ich stehe auf und gehe ans Fenster. Die Straße ist verlassen, was dafür spricht, dass die meisten Leute morgen arbeiten müssen. Normalerweise ist immer etwas im French Quarter los, aber heute komischerweise nicht.

* * *

Zehn Minuten später ist Ethan immer noch unter der Dusche. Ich gehe zu ihm ins Bad und sehe, dass er sich mit beiden Händen an der Wand abstützt. Mit einem Räuspern mache ich ihn auf mich aufmerksam. »Alles okay?«

»Ja, ich versuche nur, mich zu entspannen.«

Er dreht sich nicht einmal zu mir um, weshalb ich erst das Top, dann die Shorts meines Pyjamas ausziehe. Einen Slip hatte ich nicht an. Nackt gehe ich zu ihm in die Dusche. Ethan zuckt wegen des kalten Luftzugs zusammen, dann dreht er sich zu um. »Oh wow«, stößt er aus, während er mich betrachtet.

Ich lege meine Hand an seine nasse Brust, dabei schaue ich zu ihm hoch.

Wir fixieren einander, lassen uns nicht aus den Augen, als er sich zu mir runter beugt und ich auf die Zehenspitzen gehe. Fest treffen unsere Lippen aufeinander. Ethan zieht mich an sich, dreht sich mit mir und drängt mich gegen die Fliesen. Ich zucke zusammen, als mein Körper darauf trifft, aber durch die Wärme seines Körpers und des Wassers, das aus mehreren Düsen auf uns fällt, wird mir schnell heiß. Seine Erektion drückt gegen meinen Bauch. Ethans Hände landen auf meinem Po und meiner Brust, fest greift er zu, massiert mich und entlockt mir so ein Stöhnen. Die Hand, die eben noch auf meinem Hintern lag und ihn geknetet hat, rutscht nun nach vorn. Langsam schiebt er sie zwischen meine Beine, streichelt meine unteren Lippen und drängt schließlich zwei Finger in meine Spalte. Ich stöhne in seinen Mund, was er nutzt, um seine Zunge in meinen zu stoßen. Rhythmisch umspielt er meine Zunge, neckt meine Unterlippe mit seinen Zähnen und raubt mir mithilfe seiner Finger, die meine Klit reiben, den Verstand. Nicht nur das Wasser sorgt für eine gewisse Feuchtigkeit zwischen meinen Beinen, seine Massage trägt ganz klar eine Mitschuld. Ich dränge mich gegen seine Hände, dabei löse ich mich von seinen Lippen und neige den Kopf. Sanft küsse ich seinen Hals, necke ihn mit meiner Zunge und lasse ihn auch meine Zähne spüren.

Ethan raunt etwas Unverständliches, dann schiebt er mich von sich. Er nagelt mich regelrecht an die Wand. Nur für einen Moment mustert er mich, doch handelt er erst, als ich nicke. Er hebt mich auf seine Arme, sofort schlinge ich meine Beine um seine Hüften. Mit einer fließenden Bewegung dringt er in mich ein. Mir entlockt es einen überraschten Schrei, der von den Wänden des Badezimmers widerhallt. Seine Stöße sind von Anfang an fest. Die Dehnung unerwartet, und auch wenn es wehtut, macht es mich an. Offensichtlich waren die anderen beiden Male bloß ein Warmwerden für ihn, denn nun ist nichts von seiner Zärtlichkeit zu erkennen. Nichts lässt er durchscheinen. Sein Kuss ist fest und fordernd, beinahe unerbittlich umspielt seine Zunge meine. Ich bekomme kaum Luft, das Herz schlägt mir bis zum Hals, als er Gefühle in mir weckt, die ich noch nie gefühlt habe. Es ist unglaublich.

Es ist heiß.

Es ist sexy.

Es ist geil.

Scheinbar will nicht nur er diesen Abend vergessen, und wir schaffen es, einander davon abzulenken. Kein Blatt passt zwischen unsere Körper, als er mich immer wieder die Wand hochtreibt. Er nimmt mich so fest, dass ich den Verstand verliere. Ich löse mich von seinen Lippen, schaue ihn an und erkenne einen eigenartigen Ausdruck in seinen Augen. Sanft, obwohl er so ruppig mit mir umgeht, umfasse ich sein Gesicht und küsse ihn wieder, allerdings beendet er es schnell. »Was ist los?«, frage ich keuchend.

»Nichts«, erwidert er und drängt seine Lippen fest auf meine. So fest, dass ich mit dem Kopf gegen die Fliesen gedrückt werde. Sein Becken trifft fest auf meines, bevor er es kreisen lässt. Jedes noch so kleine Kreisen reibt an meinem Kitzler und schickt Impulse durch meine Venen, die Gänsehaut auslösen. Ich werde lauter, meine Nervenenden sind zum Zerreißen gespannt und mein Unterleib beginnt, zu pulsieren. Heftig zu pulsieren. Meine Hände lassen sein Gesicht los, legen sich auf seine Schultern und ich bohre meine Fingernägel regelrecht in seine Haut. Ethan beißt sanft auf meine Unterlippe. »Halt dich nicht zurück, Abby.« Sein Raunen geht mir durch Mark und Bein und es reißt eine Mauer, die mich bisher zurückgehalten hat, ein.

Mit einem lauten Schrei komme ich zu einem Höhepunkt, der mir den Atem raubt. Meine Zehen verkrampfen, meine Lippen kribbeln und mein Körper fühlt sich an, als sei ein Feuerwerk in ihm explodiert.

Noch ein paar Mal drängt er sich in mich, kämpft gegen meine zuckende Enge an, dann kommt er mit einem heiseren

Stöhnen. Ethan legt seine Stirn an meine. Sein hektischer Atem fühlt sich kalt auf meiner Haut an. »Wow«, stößt er aus.

»Hm«, stimme ich zu und schaue in seine Augen.

Er gibt mir einen sanften Kuss.

***

Ich weiß nicht, wie ich es geschafft habe, vom Bad ins Bett zu kommen, aber es ist mir gelungen. Nun liege ich in Ethans Arm, habe die Lider geschlossen und seufze.

»Geht's dir gut?«

»Ja, dir nicht?«

»Oh doch, sehr gut sogar.« Er zieht mich enger an sich. »Abby?«

»Hm?«

»Ich will dich nicht überfordern, aber …« Er seufzt. »Ich möchte mein Leben mit dir teilen.«

Ich ziehe mich etwas zurück, um ihn anzusehen, auch wenn das im dunklen Schlafzimmer kaum möglich ist. »Was?«

»Ich möchte dein Partner sein, dein Freund, dein Lebensgefährte, wie auch immer du es nennen magst.«

»Aber …«

»Ich weiß, wir kennen uns noch nicht lang, aber ich habe das Gefühl, dass wir seelenverwandt sind.«

Das Gefühl habe ich auch. Es erscheint mir so, als hätten wir einander nicht gesucht und trotzdem gefunden, aber ich weiß nicht, ob ich mich schon auf einen anderen Mann einlassen kann. Noch vor ein paar Monaten war ich einsam und allein, nun habe ich Ethan, der sich um mich kümmert, doch will ich nicht von ihm abhängig sein.

»Sag doch etwas«, raunt er bittend.

»Ich … Das ist … Sorry.« Ich atme tief durch. »Ich habe auch dieses Gefühl, aber ich weiß nicht, ob ich mich schon darauf einlassen kann. Vollkommen, meine ich, verstehst du?«

»Ich verstehe es.« Er räuspert sich. »Was empfindest du für mich?«

Ich seufze. »Mein Herz schlägt schneller, wenn ich dich sehe, du mich küsst und wir … uns näher kommen.«

»Und was noch?«

»Ich habe dich unheimlich gern … Na ja, ich habe mich in dich verliebt, aber ich weiß wirklich nicht, ob wir zusammenpassen.«

»Finden wir es gemeinsam heraus?«

Er ist Alex so ähnlich, das merke ich immer wieder. Ob es derlei Aussagen sind oder Gesten, die meinem verstorbenen Mann ähneln. Einerseits ist es schön, dass er ihm so ähnlich ist, andererseits weiß ich nicht, ob ich Alex so jemals loslassen kann, wenn ich ständig an ihn erinnert werde. Oder ist es möglich, dass die beiden in meinem Herzen koexistieren können?

»Abby?«

»Ich würde gern, aber du bist Alex so ähnlich, und du weißt, was er mir angetan hat.«

»So etwas würde ich niemals tun. Ich mag ihm ähneln, aber ich bin kein Schwein, das dich betrügen und einer anderen ein Kind machen würde«, verteidigt er sich gelassen.

»Niemals?«

»Niemals!«

»Dann würde ich es gern mit dir rausfinden«, wispere ich.

Ethan küsst mich sanft. Seine Hand landet auf meiner Wange, streichelt mich. »Gott, ich bin so sehr in dich verliebt.«

Ich erwidere nichts, sondern hauche noch einen Kuss auf seine Lippen.

Nach einer Weile lösen wir uns voneinander und ich schlafe dicht an ihn gekuschelt ein.

***

ETHAN

Drei Wochen später

»Wie läuft's mit meiner Schwester?«, fragt Cleo neugierig. »Abby erzählt mir nichts mehr und ich weiß nicht, ob ich so glücklich darüber bin.«

Ich hebe eine Augenbraue. »Es läuft gut. Sie scheint glücklich zu sein, auch wenn sie immer noch Probleme damit hat, die Wohnung zu verlassen.«

Cleo legt den Kopf schief. »Dann seid ihr jetzt ein Paar?«

Ich nicke.

»Okay, ich überweise dir den Rest des Geldes später.«

»Cleo, ich will das Geld nicht mehr. Abby ist mir wichtiger.« Auch wenn ich es gebraucht hätte, um meine Schulden zu bezahlen, will ich es jetzt nicht mehr annehmen.

»Dann kannst du mir die erste Hälfte ja auch zurückzahlen.«

»Werde ich, kann aber dauern«, sichere ich ihr zu.

»Sechs Wochen.«

»Cleo, spinnst du jetzt völlig? Erst willst du mich dafür bezahlen, dass ich deine Schwester aus ihrem Schneckenhaus raushole, und jetzt setzt du mich unter Druck, dir dieses Geld zurückzuzahlen?«, hake ich nach.

»Du wolltest es zurückgeben, aber ich kann und werde nicht länger als diese sechs Wochen warten.«

»Und wenn ich dir nicht rechtzeitig alles zurückzahle?«, möchte ich wissen und bemühe mich, ruhig zu bleiben, während sie grinst.

»Wird Abby sich freuen, die Wahrheit über dich zu erfahren.«

Meine Miene gefriert. »Du solltest ihr dann auch die Wahrheit über dich sagen, aber was ist dein Problem? Ich dachte, du willst, dass sie wieder aus sich herauskommt und ihr Leben lebt.«

»Das wollte ich auch, aber ich ging nicht davon aus, dass Abby sich völlig von mir entfernt.«

Ich schnaube. Das kann doch wohl nicht wahr sein! Ich war ein Idiot, dass ich mich darauf eingelassen habe! Abby lag mir schon zu diesem Zeitpunkt am Herzen, weshalb ich das Geld nicht hätte annehmen sollen. Jetzt, da ich es abgelehnt habe, setzt Cleo mich unter Druck. Was soll der Scheiß? »Du bist verrückt. Deine Schwester ist erwachsen und ich bezweifle, dass sie dich vor ihrem Unfall 24/7 gebraucht hat.«

»Hat sie nicht, aber nun brauche ich sie und sie geht mir aus dem Weg. Ich werde Abby nicht anlügen, weil du Schiss hast, dass sie sich von dir trennt. Du bist schuld daran, dass sie sich von mir entfernt hat!«, herrscht sie mich an.

Ich erhebe mich vom Esstisch und deute zur Wohnungstür. »Raus! Verschwinde und am besten kommst du nicht mehr her. Du wirst dein Geld bekommen und ich werde Abby selbst sagen, was ich getan habe, womit du auch bei ihr unten durch sein dürftest.«

»Wir werden sehen, wer schneller ist.« Cleo erhebt sich und verlässt meine Wohnung.

Ich folge ihr bis auf den Flur und sehe, dass sie bei Abby klopft. Da ich sie aber vorhin zum Arzt gefahren habe, weiß ich, dass ihr niemand öffnen wird.

»Vielleicht sollte ich meine Schwester anrufen.«

»Abbys Handy ist kaputt.« Und glücklicherweise ist das die Wahrheit. Gerard hatte Abby wieder und wieder angerufen, woraufhin sie ihr Smartphone im vollen Spülbecken versenkt hatte. Sie hat es nicht mehr ausgehalten, tagtäglich von ihm angerufen zu werden.

»Sie hat ein Festnetz.«

Das ausgestöpselt ist, weil mein mehr oder weniger Chef sie ständig angerufen hat. Allerdings werde ich es Cleo nicht auf die Nase binden. Außerdem gehe ich davon aus, dass Abby es gar nicht schlecht findet, nicht erreichbar zu sein.

»Wir sehen uns, Ethan.«

»Bis dann.« Ich gehe zurück in meine Wohnung und knalle ungehalten die Tür zu. So unsagbar wütend war ich noch nicht. Erst bezahlt Cleo mich dafür, dass ich Abby aus ihrem Schneckenhaus hole, dann erpresst sie mich. Verdammt, ich hätte mich wirklich nicht auf diese Nummer einlassen dürfen. Ich war damals schon in Abby verliebt und hätte sie auch ohne die Finanzspritze für mich gewinnen können. Aber wenn einem Gläubiger im Nacken sitzen, die die eigene Existenz bedrohen, lässt man sich auf so hinterlistige Angebote ein. Sobald Abby zu Hause ist, werde ich ihr die Wahrheit sagen. Ich weiß, dass sie sich dann von mir trennen und sich wieder zurückziehen wird, aber damit muss ich leben. Mein schlechtes Gewissen brachte mich in den letzten Wochen sowieso schon um den Verstand, also bereinige ich es, auch wenn ich Abby damit verletze. Sie hat es verdient, die volle Wahrheit zu erfahren. Und ich werde sicher nicht verschweigen, dass Cleo das Miststück ist, das mich nun erpresst. Ich habe es verdient, das weiß ich, aber Abby hat nicht verdient, dass Cleo mit ihren Gefühlen spielt. Ich muss zugeben, dass ich nicht verstehe, warum sie mich erpresst. Sie selbst würde Abby ebenfalls verlieren, doch bin ich mir sicher, dass sie es nicht wahrhaben will. Für Abby ist Blut nicht dicker als Wasser, für sie zählt, dass man für sie da ist. Cleo war es wohl bis zu einem gewissen Grad, hat ihr aber immer in die Entscheidung, Alex' lebenserhaltende Maßnahmen einstellen zu lassen, hineingeredet. Sie wollte Abby beeinflussen, das zu tun, was sie unglücklich macht. Ich konnte immer nachvollziehen, warum sie ihren Mann nicht verlieren wollte. Er war ihre erste große Liebe, ich die zweite, mit ihm war sie verheiratet und glücklich, aber ich habe das Gefühl, dass Cleo ihn nicht leiden konnte. Bei der Beerdigung war sie eine der Ersten, die den Friedhof verlassen hat. Ich wollte Abby Halt geben, doch sie hatte mich weggeschickt, um allein zu sein. An diesem Tag war sie mit Beruhigungsmitteln vollgepumpt, inzwischen traut sie sich, mit mir vor die Tür zu gehen, ohne Tabletten einzunehmen. Ein Fortschritt, den Cleos Offenbarung zweifellos zerstören würde. Herrgott, ich könnte mich in den Arsch treten. Fest. Am besten schieße ich mich selbst zum Mond, damit Abby mich nie wieder ansehen muss.

***

Eine Stunde später stehe ich vor der Arztpraxis, in der sich Abby befindet. Sie musste heute zum Check, um zu schauen, ob sie wirklich gesund ist. Einmal im Jahr lässt sie sich komplett durchchecken. Sie nimmt diese Dinge viel wichtiger als ich.

»Hey«, sagt Abby lächelnd, als sie aus der Praxis kommt.

Ich umarme sie fest, als würde ich sie jeden Moment verlieren. »Hey, meine Süße.« Ich küsse ihr Haar und sauge ihren Duft tief in mich auf. »Alles okay?«

»Ja, nichts Auffälliges. Ich bin in Ordnung.«

»Das ist gut.«

»Wollen wir essen gehen? Ich hätte Lust auf Fast Food.«

Ich löse mich von ihr. »Du willst freiwillig in ein Restaurant?«

»Ja, es ist ein guter Tag und ich würde gern essen gehen, aber es muss nicht unbedingt Fast Food sein.«

Lächelnd nicke ich. »Sollen wir zu Caden gehen?«

»Ja, das klingt gut und vielleicht macht er mir einen Burger, wenn ich ihn nett drum bitte.«

Ich lache leise. Mein Bruder konnte Abby bisher keinen Wunsch abschlagen. Wenn sie einen Burger, den er üblicherweise nicht auf der Karte hat, wollte, hat er seinen Hilfskoch losgeschickt, damit er alle Zutaten einkauft. Sie konnte sich richtig dafür begeistern. Ich bin froh, dass die beiden so gut miteinander zurechtkommen, denn zwischen Caden und Kendra lief es nie so gut. Auch wenn sie sich selten gesehen haben, hat es meistens schon nach wenigen Minuten gekracht. »Du weißt, dass ich dich liebe, oder?«

Sie schaut mich ratlos an. »Ja, und ich liebe dich auch.« Abby legt den Kopf schief. »Was ist denn los?«

»Nichts, ich wollte nur wissen, ob du es weißt.« Ich streichle ihre Wange und deute auf das Auto meines Bruders, das ich mir ausgeliehen habe. »Fahren wir.«

Abby schluckt. »Heute Mittag sind wir doch auch zu Fuß gekommen, können wir nicht wieder laufen?«

»Steig ein. Ich verspreche dir, ich fahre vorsichtig.«

»An dir zweifle ich auch nicht.«

»Sondern?«

»Ich habe Angst.«

»Habe ich dich je in Gefahr gebracht?«

»Nein«, sagt sie kopfschüttelnd.

»Vertraust du mir?«

Nun nickt sie. »Ja.«

»Dann steig bitte ins Auto«, erwidere ich mit sanfter Stimme.

Abby seufzt schwer. »Okay.«

Ich öffne ihr die Beifahrertür, sie steigt ein und schnallt sich mit zitternden Händen an. Nachdem ich die Tür geschlossen habe und um den Wagen herumgegangen bin, setze ich mich hinters Steuer. »Bereit?«

»Bereiter kann ich nicht sein«, antwortet sie leise und hält sich die Augen zu.

»Was möchtest du essen?«, erkundige ich mich, um sie abzulenken.

Trotz zugehaltener Augen kichert sie. »Ich glaube, ich bestelle heute eine Pizza bei Caden.«

Amüsiert schüttle ich den Kopf. »Der arme Kerl bekommt deinetwegen noch einen Herzinfarkt.«

»Damit muss er leben«, erwidert sie schmunzelnd.

»Irgendwann weigert er sich, für dich zu kochen.«

»Och komm schon, er hatte schon mal Pizza auf der Speisekarte stehen, ob er nun eine mit Meeresfrüchten oder doppelt Käse macht, ist egal«, wirft sie ein.

»Stimmt, aber das war eine Saisonkarte, jetzt bietet er keine Pizza mehr an.«

»Ich werde einfach mit den Wimpern klimpern, ihn anlächeln und lieb bitte sagen.«

Ein paar Minuten später parke ich vor Cadens Restaurant. Wir steigen aus, ich verriegle den Wagen und ergreife Abbys Hand, nachdem ich um die Motorhaube herumgegangen bin.

Sie drückt sie fest. »Vielleicht ordere ich auch Chicken Wings«, sinniert sie amüsiert.

Lachend betrete ich den Laden, nachdem ich ihr den Vortritt gelassen habe. Ich schaue mich nach meinem Bruder um, doch sehe ich ihn nicht im Gastraum. »Hey, Steve, kannst du Caden Bescheid geben, dass ich hier bin?«, erkundige ich mich bei einem der Kellner.

»Klar, ich bringe gerade noch die Bestellung zum Tisch, dann sage ich ihm, dass du gekommen bist«, entgegnet er freundlich. »Setzt euch, wo Platz ist.«

»Alles klar.«

Abby geht zielstrebig zu einem Platz am Fenster. Es ist unglaublich, wie sehr sie sich verändert hat, seit wir ein Paar sind. Sie wirkt glücklich, ein Gefühl, dass sie jahrelang nicht kannte. Manchmal hat sie noch Albträume, nach denen sie mich weckt, um sich mit mir zu unterhalten. Ich bin für sie da, wann immer ich kann, sie ist es für mich. Wir beide geben einander Kraft, sie mir mehr als ich ihr. Jedenfalls denke ich das oft. Ich ziehe ihr den Stuhl zurück, damit sie sich setzen kann, und nehme anschließend ihr gegenüber Platz. »Geht's dir gut? Fühlst du dich wohl?«, erkundige ich mich wie immer.

Sie lächelt. »Ja zu beidem. Warum fragst du mich schon wieder danach?« Abby wirkt ein wenig skeptisch, aber ich kann ihr hier nicht offenbaren, was los ist. Sie würde mich wahrscheinlich sitzen lassen und abhauen, vielleicht sogar eine Panikattacke bekommen und ins alte Muster zurückfallen.

Ich hole tief Luft. »Wenn wir zu Hause sind, müssen wir reden.«

»Bei dir oder bei mir zu Hause?«

»Bei uns«, erwidere ich lächelnd und lege meine Hand auf ihre.

Sie dreht ihre und streichelt mit dem Daumen meinen Handrücken. »Okay.«

»Hallo, ihr zwei, womit willst du mich heute schocken, Abby?«

Nachdenklich schaut sie hoch zu Caden, dann erhebt sie sich und drückt ihn kurz. »Hast du zufällig Chicken Wings?«

»O Gott, nein, nicht schon wieder so was«, stößt er aus, dabei verdreht er die Augen.

Abby lacht. »Alternativ nehme ich auch eine Pizza.«

»Wie wär's, wenn ich dir das Tagesgericht mache? Ich wette, damit kann ich dich glücklich machen.«

»Was ist das Tagesgericht?«, möchte sie wissen.

»Rindergeschnetzeltes mit Champignons und Rahmsoße, dazu Kräuterkartoffeln.«

»Oh ja, das klingt gut, aber vielleicht könntest du mir statt der Kartoffeln Reis dazu machen?«, erkundigt sie sich.

»Klar, solange es keine Chicken Wings oder Burger sind, mache ich dir alles«, sagt Caden amüsiert.

Ich erhebe mich, um ihn zu begrüßen. »Alles klar bei dir?«

»Seit heute Vormittag hat sich nichts geändert«, antwortet er amüsiert. »Lebt mein Auto noch?«

»Sicher.« Ich überlasse ihm die Schlüssel und setze mich.

»Was möchtest du essen, Ethan?«

»Ich nehme dasselbe wie Abby.«

»Und was trinkt ihr?«

»Cola«, erwidere ich, während Abby ein Wasser bestellt.

* * *

Wir haben gegessen und sind nun spazierenderweise auf dem Heimweg. Ich habe meinen Arm um Abby gelegt und halte ihr langsames Tempo.

»Ethan?«

Ich schaue zu ihr runter. »Ja?«

»Was ist heute los? Du wirkst angespannt und übellaunig«, meint sie nachdenklich.

»Angespannt stimmt wohl.«

»Warum?«, hakt sie nach.

Ich atme tief durch. »Wir reden zu Hause darüber, okay?«

»Na gut«, entgegnet sie unzufrieden und löst sich von mir.

»Abby, komm her.«

»Nein, ich brauche gerade ein wenig Abstand.«

Zum Glück sind es nur noch gute hundert Meter, bis wir da sind, sodass ich mir keine Sorgen machen muss, dass sie Angst bekommt. Es gibt gute und schlechte Tage, heute hat sie zweifelsohne einen guten, was ich nachher mit meiner Offenbarung zerstören werde. Ich hoffe nur, dass sie sich danach nicht wieder in ihr Schneckenhaus zurückzieht.

Schließlich betreten wir das Treppenhaus, wir kontrollieren beide unsere Briefkästen und sie holt ein Bündel Briefumschläge raus. »Warum schreibt Cleo mir einen Brief?«, fragt sie irritiert.

»Keine Ahnung.«

Gemeinsam gehen wir nach oben und in Abbys Wohnung. Meine Post habe ich in der Innentasche meines Kurzmantels verstaut, nun setze ich mich auf die Couch.

Abby öffnet den Brief ihrer Schwester, liest und schnappt plötzlich nach Luft. »Wa-was … Das kann nicht … Warum?«, wendet sie sich an mich.

Ich hebe eine Augenbraue, während ich sie fragend betrachte. In ihren Augen glitzern Tränen und sie zittert. »Was ist los?«

»Du … du Scheißkerl, raus!«, verlangt sie aufgebracht.

»Was ist denn los?«, hake ich nach.

»Du … du hast dich von ihr bezahlen lassen?«, herrscht sie mich an.

Ich hole tief Luft. »Genau darüber wollte ich mit dir sprechen. Setz dich bitte.«

Kopfschüttelnd geht sie auf und ab. »Okay, rede, ich höre zu und danach gehst du.«

»Abby, bitte setz dich.«

»Ich bleibe lieber stehen.«

»Okay.« Ich räuspere mich und sehe sie an. In ihren schwarzen Jeans und der weißen Tunika sieht sie göttlich aus. Ihre dunkelbraunen Locken fallen in Kaskaden über ihre Schultern. »Kurz nach Alex' Tod warst du fix und fertig und keiner von uns kam an dich heran. Nachdem ich bei dir war, hatte ich Cleo mit zu mir genommen und einen Kaffee mit ihr getrunken. Wir unterhielten uns, sie erzählte mir davon, wie du früher warst. Ich erzählte ihr von meinen Gefühlen für dich und davon, wie sehr ich dich begehre. Schließlich meinte sie, dass sie mir 20.000 Dollar bieten würde, wenn ich es schaffe, dass du wieder am Leben teilnimmst.« Ich reibe meinen Nacken, während sie am Fenster steht und nach draußen starrt. Sie zittert immer noch. »Die erste Hälfte bekam ich sofort und damit habe ich Schulden, die ich wegen des Umzugs gemacht habe, bezahlt. Die andere Hälfte sollte ich kriegen, wenn ich es geschafft habe. Heute Vormittag war sie bei mir und wir haben Kaffee getrunken, sie wollte mir das Geld heute noch überweisen, aber ich habe es abgelehnt und ihr gesagt, dass ich ihr auch die anderen 10.000 Dollar zurückzahle. Cleo sagte, dass ich sechs Wochen Zeit bekäme, wenn ich ihr bis dahin das Geld nicht zurückgegeben habe, würde sie dir alles sagen.« Ich stehe auf, um zu ihr zu gehen.

Abby wirbelt herum. »Wag es nicht, mir näherzukommen, Ethan!«

Abrupt bleibe ich stehen und betrachte sie nachdenklich. »Abby, ich weiß, dass ich einen Fehler gemacht habe, aber ich war immer ehrlich zu dir. Ich liebe dich und ich will dich nicht verlieren, bloß, weil deine Schwester mir die Schuld daran gibt, dass du ihr aus dem Weg gehst.«

Sie schüttelt den Kopf und senkt den Blick. »Was sagte sie genau?«

»Sie sagte, dass sie dich braucht, du sie aber nicht mehr. Ich meinte, dass du sie vor eurem Unfall sicher auch nicht 24/7 gebraucht hast, aber sie will dich zurückhaben. Sie meinte, dass ich schuld bin, dass du dich nicht mehr meldest.«

Abby schluckt. »Sie konnte Alex schon nicht leiden und wollte immer, dass ich mich von ihm trenne«, sagt sie leise.

»Es tut mir leid, dass ich mich darauf eingelassen habe. Ich hätte auch ohne das Geld alles daran gesetzt, dein Herz zu erobern. Ich …«

»Du brauchtest es, um deine Schulden zu bezahlen«, unterbricht sie mich mit fester Stimme.

Ich nicke, während ich sie betrachte. Am liebsten würde ich sie in meine Arme ziehen, doch weiß ich, dass sie es nicht zulassen würde. »Ich liebe dich wirklich und habe dir nichts vorgespielt.«

Mit tränenerfüllten Augen sieht sie mich an. »Geh bitte.«

»Abby.«

»Nein, geh einfach.« Sie deutet zur Tür. »Ich will allein sein.«

Ein Schauer überläuft mich, doch wende ich mich nickend ab. »Wenn du etwas brauchst, weißt du, wo du mich findest.«

»Ich werde nichts von dir brauchen.«

»In Ordnung«, sage ich leise und verlasse ihre Wohnung. Nachdem ich die Tür hinter mir zu gezogen habe, lehne ich mich dagegen und atme tief durch. Tränen brennen in meinen Augen, so wie die Gewissheit, dass ich Abby verloren habe, in meinem Herzen brennt.

* * *

ABIGAIL

Weinend sitze ich auf der Couch und stütze meinen Kopf in meine Hände. Das Telefon ist ausgesteckt, mein Handy kaputt und ich fühle mich genauso. Kaputt, verraten, verkauft. Warum hat Cleo das getan? Offensichtlich wollte sie, dass ich mein Leben wieder lebe, dann tue ich es und sie zerstört meine Beziehung zu Ethan. Ihm müsste ich zugutehalten, dass er mir die Wahrheit sagen wollte. Cleo kann ich nichts zugutehalten. Ethan hat sich quasi prostituiert, viel Geld genommen, um mein Herz zu gewinnen, dabei hätte er sich nicht einmal dafür bezahlen lassen müssen.

»Abby?« Cleo klopft an der Tür.

Ich ziehe die Nase hoch, gehe rüber und öffne sie ihr. »Was willst du noch?«

»Nach dir sehen.«

»Das hast du nun.« Als ich die Wohnungstür zu drücken will, stemmt sie sich dagegen.

»Jetzt lass mich rein. Ich bin doch deine Schwester.«

»Das warst du die längste Zeit. Du hast das alles genau geplant, nicht wahr?«, hake ich nach.

»Das ist doch nicht wahr. Ich wollte, dass du die Wahrheit erfährst. Denkst du wirklich, dass ein Mann wie Ethan eine entstellte Frau an seiner Seite haben will?«

Daraufhin reiße ich die Tür auf. »Was ist dein Problem? Kannst du es nicht ertragen, wenn ich glücklich bin? Muss ich jahrelang um meinen Mann trauern, damit du dich gebraucht fühlst?« Ich schreie sie an und erschrecke mich vor der Intensität meiner eigenen Stimme.

»Mein Problem? Was mein Problem ist? Ich wollte Alex damals haben! Du hast ihn mir weggenommen und warst glücklich mit ihm. Ich habe ihm Tiffany vorgestellt, weil ich euch auseinanderbringen wollte, aber nein, er blieb bei dir, obwohl er sie geschwängert hatte. Dann kam der Unfall und ich dachte, er stirbt endlich, damit ich dich wieder für mich allein habe, aber du hast ihn nicht sterben lassen. Als er dann tot war, sah ich, wie Ethan und du miteinander umgeht, wie ihr einander anseht und anhimmelt, da dachte ich, ich ergreife die Chance und mache dich so richtig unglücklich, weil du mir alles genommen hast! Du hast mir damals den Mann genommen, in den ich bis über beide Ohren verliebt war. Du hattest Erfolg, du warst schön, du warst begehrt und dann habe ich an jenem Abend ein paar Drogen in Alex' Drink gemischt. Erinnerst du dich? Er sagte noch, dass der Wein komisch schmeckt, aber er war hinterher so high, dass er nicht einmal merkte, dass es gefährlich werden könnte, wenn er fährt.« Sie lacht irre, was mir Angst macht. »Du wirst nicht mehr glücklich, Abby, das garantiere ich dir.«

Ich weine, wie ich noch nie zuvor geweint habe. Der Mensch, den ich in den letzten Jahren am meisten vertraut habe, hat mich hintergangen. Cleo ist schuld, dass Alex tot ist; sie ist schuld, dass er mich betrogen hat. Dieses verdammte Miststück. »Verschwinde, Cleo, und komm nicht mehr her. Ich habe keine Schwester mehr.«

Sie schüttelt den Kopf. »Du wirst wieder angekrochen kommen, wenn dir klar wird, dass du dir das alles eingebildet hast.«

»Ich bilde mir gar nichts ein.«

»Was ist hier los?«, vernehme ich Ethans Stimme.

»Sorg dafür, dass sie geht«, flehe ich ihn an.

Er nickt mir zu und legt seine Hand auf Cleos Schulter. »Du hast Abby gehört. Verschwinde!«

»Ich gehe nicht. Du hast mir gar nichts zu sagen, außerdem schuldest du mir noch eine schöne Stange Geld.«

»Das zahle ich dir zurück. Ethan hat nichts mit der Sache zu tun«, mische ich mich ein.

Er schafft sie unter wütendem Protest weg und ich schließe die Tür. Ich lehne mich dagegen, lasse mich auf den Boden sinken und ziehe die Beine an. Den Kopf lege ich auf meine Knie.

Ein paar Minuten später klopft es. »Abby?«

»Geh bitte weg.«

»Bitte lass mich rein.«

»Geh einfach.«

Schritte, eine Tür, mehr höre ich nicht. Plötzlich wird ein Taschentuch durch den Spalt geschoben.

Ich nehme es an mich. ›Es tut mir leid. Ich liebe dich.‹ Tränenblind lasse ich den Kopf wieder auf meine Knie fallen.

»Abby, ich bitte dich, ich liebe dich und es war ein Fehler, dass ich mich darauf eingelassen habe. Du hast doch gerade erlebt, wie deine Schwester tickt, sie hat das alles geplant«, höre ich seine leise Stimme. »Bitte lass mich rein, damit ich dich trösten kann. Du kannst mich schlagen, beschimpfen, treten, ganz egal, ich hätte alles verdient.«

Mühsam kämpfe ich mich auf die Beine und öffne die Tür. Ich werfe mich regelrecht in Ethans Arme und dränge mich an seinen starken Körper. »Sie … sie war das … Sie hat Alex … Es waren …«

»Ich habe alles gehört.«

»Warum macht jemand so was?«, frage ich weinend.

»Ich weiß es nicht.«

Ich schaue zu ihm hoch, erkenne ihn aber bloß verschwommen. »Liebst du mich wirklich?«

»Ja.«

»Das Geld war …«

»Unwichtig. Ich hätte es sonst nicht abgelehnt. Meine Schulden kriege ich auch anders abbezahlt.«

Schwerfällig hole ich Luft. »Ich werde ihr die 10.000 Dollar überweisen.«

»Ich gebe dir jeden Penny zurück.«

»Nein, wenn das der Preis dafür ist, dass meine Schwester ihr wahres Gesicht zeigt, bin ich bereit, ihn zu zahlen.«

Ethan nimmt mein Gesicht in seine Hände. »Vergibst du mir?«

»Jetzt, da ich weiß, dass sie das alles geplant hat, stehen die Chancen gut, aber ich brauche Zeit.«

Er küsst mich sanft. »Ich werde dir alle Zeit der Welt geben.«

»Danke, Ethan«, wispere ich.

Erneut schließt er mich in seine Arme und streichelt meinen Nacken und meinen Hinterkopf. Ich fühle mich geborgen, aber immer noch verraten und verkauft.

Ob ich wieder Vertrauen in ihn fassen kann, weiß ich nicht, aber es wird nicht leicht sein, diese Sache hinter mir zu lassen.

* * *

ETHAN

Ich habe sie verloren. Dank Cleo habe ich Abby verloren. Die Wahrheit kam früher ans Licht, als ich dachte, und obwohl ich sie Abby sagen wollte und es ihr erklärt habe, bringt mein Gewissen mich immer noch um. Die Frau, die ich liebe, hasst mich nun mit aller Wahrscheinlichkeit, was ich ihr nicht einmal verübeln kann. Seufzend setze ich mich auf die Couch, starre die Flasche Whiskey an, die auf dem Tisch steht, und greife schließlich danach. Nachdem ich den Deckel abgeschraubt habe, trinke ich einen großen Schluck. »Cheers und auf das weltgrößte Arschloch«, sage ich in die Stille, setze die Flasche erneut an und trinke, so viel ich kann, bis mein Hals kapituliert. Ich stelle die Whiskeyflasche neben mich auf die Couch, halte sie aber am Hals fest.

Mit geschlossenen Augen mache ich mir Gedanken, wie ich Abby zurückgewinnen kann. Sie will mich vorerst nicht mehr sehen, aber ich vergehe schon vor Sehnsucht nach ihr. Ich will sie sehen, sie berühren, sie küssen und in meine Arme schließen, aber all das wird sie nicht mehr zulassen.

Verdammt, was bin ich nur für ein Vollpfosten! Ich hatte endlich die Frau meiner Träume erobert und ihre hinterlistige Schwester zerstört alles. Immer wieder sage ich mir selbst, dass ich diesen Deal nicht hätte eingehen sollen. Ich habe alles, was Cleo sagte, gehört. Sie hat Alex irgendwelche Drogen ins Getränk gemischt, es riskiert, dass er noch fährt, und damit Abbys Leben ins Chaos gestürzt. Dieses Miststück hat in Kauf genommen, dass Abby sich vollständig aufgibt. Mühsam hatte ich sie aus ihrem Schneckenhaus befreit und nun ist all das dahin. Sie war vorhin wieder so niedergeschlagen wie damals, als ich sie kennengelernt habe. Vor meinem geistigen Auge blitzt jenes Bild unserer ersten Begegnung auf. Wie Abby am Briefkasten stand und konzentriert die Post durchging, als ich sie ansprach. Sie hatte so schnell das Weite gesucht, dass ich irritiert war und mich fragte, ob sie vielleicht verrückt ist. Seufzend hebe ich die Flasche erneut an meine Lippen, trinke und verziehe das Gesicht. Normalerweise trinke ich Whiskey mit Cola verdünnt, nie pur. Und ich merke, dass ich den Hochprozentigen nicht vertrage.

* * *

»Scheiße, Ethan, hast du dein Apartment in eine Schnapsbrennerei verwandelt?«, hakt Caden, der einen Ersatzschlüssel hat, nach.

Ich schaue ihn durch halb offene Augen an. »Was … machst du … hier?«, frage ich mühsam.

Er erwidert meinen Blick. »Alter, was ist mit dir los? Seit einer Woche erreiche ich dich nicht, hier stinkt es wie in einer Destille und du siehst aus, als hättest du mehrere Nächte durchgefeiert.« Caden klingt besorgt. Mein Bruder kommt näher und packt mich am Kragen, er zieht mich hoch. »Was ist los?«

»Abby …«

»Was ist mit Abby? Ist ihr etwas passiert?« Caden schüttelt mich unsanft, damit ich zu mir komme, doch der Whiskey der letzten Stunden steigt meine Speiseröhre hoch.

»Nein. Ich bin ein Wichser.« In meinem Kopf dreht sich alles und ich würge.

Sofort lässt er mich los und ich kotze neben seine Füße. »Ist nichts Neues, aber warum?«

Mühsam erzähle ich ihm, was passiert ist. Cadens Miene gefriert mit einem enttäuschten Ausdruck. »Ich liebe sie und habe das nicht fürs Geld gemacht«, sage ich heiser vom Kotzen.

»Du hast 20.000 Dollar angenommen, um Abbys Herz zu gewinnen. Ich weiß gerade nicht, wofür ich dich halten soll«, entgegnet er angewidert. »Was hat dich denn geritten?«

»Ich habe so unglaublich viele Schulden gemacht, um hierher zu kommen, außerdem der ganze Scheiß vom Studium und der Einrichtung, die ich mit Kendra gekauft habe.« Ich atme tief durch. »Ich dachte, wenn ich es nehme, wären meine Probleme gelöst und die Gläubiger würden mir keine Mahnungen mehr schicken. Ich habe Abby nicht wegen des Gelds gedatet, Caden, ich liebe sie.«

»Sag es ihr.«

»Sie reagiert nicht, wenn ich klopfe.«

»Okay, du gehst duschen und ich sehe nach ihr, um sicherzugehen, dass es ihr gut geht«, entscheidet er und hilft mir hoch. »Und gleich wirst du deine Kotze wegwischen. Verstanden?«, hakt er unbarmherzig nach.

»Ja, Sir.« Den Salut spare ich mir, weil ich genau weiß, dass ich dann den Kinnhaken, den er mir schon die ganze Zeit verpassen will, kassiere.

»Hau ab, du Arsch.«

Nickend trolle ich mich ins Bad.

* * *

Eine halbe Stunde später ist Caden noch nicht zurück. Ich habe geduscht, meine Zähne geputzt und mich umgezogen, nun wische ich meine Wohnung. Den Gestank werde ich wohl in den nächsten Wochen nicht rausbekommen, aber immerhin kann ich die ganzen Pizzakartons und meine Kotze beseitigen.

* * *

Eine weitere Stunde ist vergangen, als mein Bruder mein Apartment betritt. »Das sieht doch gut aus.« Er geht zum Fenster und öffnet es.

»Wie geht's ihr?«, möchte ich wissen.

Caden dreht sich um, nachdenklich betrachtet er mich. »Den Umständen entsprechend. Sie weint viel und fühlt sich verraten und verkauft.«

Es bricht mir das Herz, zu hören, dass es Abby so schlecht geht. Sie hat es nicht verdient, unglücklich zu sein. Ich atme tief durch und lasse mich in meinen Sessel fallen.

»Seither hat sie ihre Wohnung nicht mehr verlassen und lässt sich ihre Einkäufe liefern. Ich denke, sie wird eine ganze Weile brauchen, um sich zu erholen.«

»Hat sie meinetwegen etwas gesagt?«

Er nickt.

»Und was?«

»Sie sagte, dass sie dich liebt und dir keinen Vorwurf macht, aber dich erst mal nicht sehen will. Abby muss die Sache verdauen. Sie hat darum gebeten, dass ich dir das hier gebe.« Caden gibt mir einen gefalteten Brief. »Sie sagte, wenn du ihn gelesen hast, wirst du ihr Handeln verstehen.«

Ich falte den Brief auf.

Ethan,

Normalerweise bin ich keine gute Schreiberin, aber ich bin eine noch schlechtere Rednerin, weshalb ich zu Feder und Tinte gegriffen habe.

Cleos Brief hatte mich mitten ins Herz getroffen. Zuerst dachte ich, es ist ein Scherz, doch als du die Geschichte bestätigt hast, zerbrach etwas in mir. Nach dem Unfall und Alex' schlechtem Zustand dachte ich, dass ich einen Mann nie mehr so lieben könnte wie ihn, na ja, was soll ich sagen? Ich habe falsch gedacht und du hast mein Herz schneller erobert als jeder andere.

Was meine Schwester getan hat, war falsch, aber was du getan hast, war auch nicht besser. Ich habe ihr die 10.000 Dollar überwiesen, damit du keine Schulden bei ihr hast, außerdem ging es dabei um mich..

Da mich hier nichts mehr hält, spiele ich mit dem Gedanken, das French Quarter zu verlassen. Bisher hat mich die Angst vor Veränderung mich davon abgehalten, aber wer weiß, was die Zeit bringen wird.

Ich möchte dir nur sagen, dass ich dir keine Vorwürfe mache, denn immerhin warst du so ehrenhaft und wolltest das Geld zurückzahlen. Sicher war es nicht leicht für dich, mit mir klarzukommen, weil ich so ein schwieriger Mensch bin. Nun ja, die Geschehnisse haben mich verändert. Aber du warst der Erste, der nicht auf mein Äußeres, sondern tief in meine Seele geblickt hat. Dafür bin ich dir dankbar.

Danke, dass du mir den Weg zurück ins Leben gezeigt hast. Ich habe es wirklich genossen, auch wenn es nur von kurzer Dauer war.

Danke, dass du mir gezeigt hast, dass ein versteinertes Herz noch lieben kann.

Danke für einfach alles.

In Liebe,

Abby

Ps: Bitte gib mir Zeit, um mit der Situation zurechtzukommen.

Seufzend falte ich den Brief wieder zusammen. »Sie erbittet sich Zeit.«

»Das hat sie vorhin noch ergänzt«, erwidert Caden. »Sie will gründlich über alles nachdenken, aber ich konnte sie überreden, dass ich ihr Care Pakete schicke, damit sie nicht vom Fleisch fällt.«

»Danke, Bruder.«

»Keine Ursache, aber jetzt sag mir, wie hoch deine Schulden sind, damit wir den Scheiß aus der Welt schaffen können.«

Ich atme tief durch. »Abzüglich der 10.000 Dollar von Abby sind es noch 26.000.«

Cadens Gesichtszüge entgleisen. »Scheiße, Mann, was hast du mit dem ganzen Geld von Mom und Dad gemacht?«

»Ich habe davon mein Studium und meine Instrumente bezahlt. Meine Studentenbude ... Eben alles, was ich damals brauchte. Ich war so dumm zu glauben, dass ich direkt nach der Uni ein Engagement finde.«

»Du hast nichts davon angelegt?«, hakt er nach.

»Ich war jung und welcher normale Mensch gibt einem achtzehnjährigen 600.000 Dollar in die Hand?«

»Anwälte«, brummt er. »Besser ist es, wenn du die Schulden bei mir, statt bei Banken hast. Ich werde etwas locker machen und dir helfen.«

Ich schüttle den Kopf und wieder setzt Schwindel ein. Verdammt, ich hätte nicht so viel saufen sollen! »Das kann ich nicht annehmen, Caden.«

»Das ist mir egal, du wirst es nämlich annehmen.«, sagt er streng.

Ich gebe mich geschlagen und lasse die Schultern hängen. »Danke, Mann«, seufze ich.

***

ABIGAIL

Zwei Monate später

Nur, um meinen Arzt zu besuchen, habe ich die Wohnung verlassen. Ein Check-up, ob meine Tabletten noch ihre normale Wirkung zeigen, war heute Morgen. Mir wurde Blut abgenommen, um ein großes Blutbild anzufordern, damit er genau Bescheid weiß. Dummerweise habe ich die Tabletten, die ich hier hatte, wild durcheinander geschluckt, um überhaupt zur Ruhe zu kommen. Vicodin, wegen meiner Angst- und Zwangsstörungen, Diazepam, um mich zu beruhigen, und einige andere Psychopharmaka haben ihren Weg in meinen Kreislauf gefunden. Ich glaube, wenn ich Blut spenden würde, könnte man nur mit der kleinen Transfusion einen Patienten ins Koma versetzen.

Mein Telefon klingelt. Inzwischen habe ich sowohl die Festnetz- als auch die Handynummer gewechselt, damit Cleo und Gerard nicht mehr anrufen können. Beide sind hartnäckig und immer wieder steht einer von ihnen vor der Tür, weshalb ich mein Apartment meist über die Feuerleiter verlasse. Dabei lasse ich zwar das Fenster auf, aber lieber lasse ich mich ausrauben, als einem der beiden zu begegnen. Ethan habe ich einmal auf dem Flur getroffen, wir haben uns gegrüßt, aber es kam kein Gespräch zustande. Seine Augen waren traurig, sprachen das aus, was ich seit jenem Nachmittag fühle, und doch bin ich keinen Schritt auf ihn zugegangen. Ich bin froh, dass er mir Zeit gibt, wieder zu mir selbst zu finden, denn die brauche ich wirklich. Was ich nicht brauche, ist die ständige Übelkeit, gegen die ich seit Wochen ankämpfe. »Hudson?«, melde ich mich, bevor der Anrufbeantworter anspringen kann.

»Mrs. Hudson, hier spricht Sally Thomas aus Dr. Darius Praxis. Könnten Sie noch mal herkommen?«

»Sofort?«

»Ja, es ist wirklich wichtig.«

»Worum geht es denn?«

»Darüber will der Chef mit Ihnen sprechen.«

»In Ordnung«, gebe ich seufzend klein bei. »Wann soll ich kommen?«

»Am besten machen Sie sich sofort auf den Weg.«

»Okay. Bis gleich.«

»Bis gleich, Mrs. Hudson.«

Ich lege das DECT-Teil meines Telefons weg und sehe an mir runter. Ich trage eine enge Jogginghose und ein Shirt. Obwohl es seit Tagen regnet und unangenehm kühl ist, aber wegen der Medikamente schwitze ich extrem. Ich habe richtiggehende Schweißausbrüche, bei denen ich das Gefühl habe, dass ich dehydriere.

Ich ziehe eine Sweatjacke über, dann schnappe ich mir mein Handy, den Schlüssel und mein Portemonnaie. So verlasse ich die Wohnung.

»Hi, Abby«, sagt Ethan hinter mir.

Ich drehe mich um und sehe ihn an. »Ethan.« Anschließend möchte ich weiter, doch er ergreift meine Hand.

»Wie geht's dir?«

»Ich will nicht darüber reden.« Ich entziehe ihm meine Hand und mache mich auf den Weg zu Dr. Darius.

***

Ich bin so mit Tabletten vollgepumpt, dass mir der Weg zur Arztpraxis nichts ausgemacht hat. Nun bin ich angekommen und sitze im Wartezimmer. Ich bin nervös, weil ich nicht weiß, was auf mich zukommt. Die Blutabnahme war erst heute früh und so schnell können doch nur wirklich bedrohliche Ergebnisse mitgeteilt werden, oder täusche ich mich?

»Mrs. Hudson, kommen Sie bitte?«, sagt die Sprechstundenhilfe.

Nickend erhebe ich mich und folge ihr in ein Behandlungszimmer. »Nehmen Sie Platz, der Doktor wird gleich bei Ihnen sein.«

»Danke.« Ich setze mich in einen der Ledersessel, die vor dem Schreibtisch stehen, und sehe mich angespannt um. Während ich warte, knabbere ich an meinem Daumennagel. Weil ich das ständig mit all meinen Fingernägeln mache, sind meine Nagelbetten die reinste Katastrophe, aber das interessiert mich nicht, solange sie sich nicht entzünden.

Die Sprechstundenhilfe verschwindet.

Ungeduldig trommle ich mit den Fingerspitzen auf die Armlehne des Sessels. Das Herz schlägt mir wieder einmal bis zum Hals und ich weiß nicht, ob ich es runterschlucken oder ausspucken sollte.

»Hallo noch mal, Mrs. Hudson, wie geht es Ihnen?«, fragt Dr. Darius, als er den Raum betritt. Er reicht mir die Hand und geht hinter seinen Schreibtisch.

»Ich bin aufgeregt, weil ich nicht weiß, warum Sie mich hierher bestellt haben.«

Ohne mich anzusehen, nickt er, während er in meiner Akte blättert. »Ich habe Sie wegen Ihrer Blutergebnisse hergebeten. Normalerweise rufe ich Sie an, das weiß ich, aber heute musste ich eine Ausnahme machen.«

»Und warum? Bin ich etwa krank?«, hake ich nervös nach.

Er schüttelt den Kopf und sieht mich lächelnd an. »Aber nein. Ich habe sie hierher gebeten, damit wir einen Ultraschall machen können.«

Meine Augenbraue flippt in die Höhe. »Warum?«

»Der hCG-Wert, das ist das Gelbkörperhormon, ist erhöht und das deutet meist auf eine Schwangerschaft hin, Mrs. Hudson.«

Meine Gesichtszüge entgleisen. Ich soll schwanger sein?

»Freuen Sie sich denn gar nicht?«

»Ich bin überfordert«, gebe ich wie mechanisch zu.

»Kommen Sie, vergewissern wir uns mittels Ultraschall.« Er erhebt sich und führt mich zur Liege, neben der ein Ultraschallgerät steht. »Machen Sie sich bitte frei.«

»Dürfen Sie überhaupt einen Ultraschall machen? Sie sind doch kein Frauenarzt«, sage ich aufgeregt.

»Ja, das darf ich. Wenn sich der Verdacht bestätigt, müssen Sie Ihren Gynäkologen aufsuchen.«

Ich nicke.

Als ich zwei Minuten später mit dem kalten Kontaktgel gequält werde, geht es auch schon los. »Sehen Sie etwas?«, frage ich, ohne den Bildschirm aus den Augen zu lassen. Dieses schwarz-weiße Geflimmer macht mich verrückt und ich weiß nicht, worauf ich achten muss.

Schließlich hält er inne und zeigt auf etwas, das wie ein kleines Alien aussieht. »Sehen Sie das hier?«

»Ja?«

»Sie sind tatsächlich schwanger, Mrs. Hudson, herzlichen Glückwunsch.«

»Fuck«, stoße ich hingegen aus.

»Wollen Sie kein Kind?«

»Ich … Nein … Doch … Ich weiß es nicht«, gebe ich zu. Ethan und ich haben immer aufgepasst, bis auf das eine Mal in der Dusche. Scheiße noch eins, ich hätte darauf achten müssen, dass wir verhüten, und es nicht dieses eine Mal darauf ankommen lassen sollen. Einmal passt man nicht auf und wird gleich schwanger. Das ist mein typisches Glück.

»Wenn Sie unsicher sind, kann ich Ihnen die Nummer einer Beratungsstelle geben.«

»Nein, ich brauche bloß etwas Zeit, um die Nachricht zu verdauen.«

Er nickt und fängt an, den Fötus auszumessen, anders kann ich mir die Linien und Zentimeterangaben nicht erklären.

»Könnte ich … vielleicht ein Bild bekommen?«, frage ich vorsichtig.

»Natürlich.« Er druckt zwei Ultraschallbilder aus, anschließend reicht er mir ein paar Papiertücher. »Mrs. Hudson, Sie dürfen nun weder das Vicodin noch das Diazepam nehmen. Ich kann leider nur pflanzliche Mittel verschreiben, da diese das Baby nicht schädigen.«

Ich nicke verstehend, nachdem ich meinen Bauch abgewischt habe. »Wie geht es denn jetzt weiter?«

»Sie müssen sich darauf einstellen, dass Sie und auch das Baby einen Entzug durchmachen werden, weil die Medikamente, die Sie bekommen haben, stark abhängig machen können«, erklärt er und schon höre ich nur noch wie durch Watte.

***

Nach einem Besuch in der Apotheke bin ich nach Hause gelaufen. Meine Handlungen steuere ich nicht mehr bewusst, seit ich weiß, dass ich ein Kind erwarte. Ich muss es Ethan sagen. Es sollte ihn interessieren, dass er Vater wird. Mit den Bildern in der Hand verlasse ich mein Apartment, um bei ihm zu klopfen. Die Tür zu meiner Wohnung habe ich offenstehen lassen, damit ich mich nicht wieder aussperre. Ich hämmere regelrecht gegen die Apartmenttür, sodass die 2D ordentlich wackelt. »Ethan?«

Keine Reaktion.

Ich wiederhole es, frage auch noch einmal, doch wieder tut sich nichts. Frustriert laufe ich zurück in meine Wohnung und schreibe eine Nachricht auf ein Post-it, dass er dringend zu mir kommen soll.

Nachdem ich den Zettel auf das Schlüsselloch geklebt habe, habe ich mich wieder zurückgezogen.

»Wow«, stoße ich aus, als ich das Ultraschallbild noch einmal betrachte. »Dann war mir wohl deinetwegen so schlecht in der letzten Zeit«, sage ich leise und lege meine Hand auf meinen Bauch. Ich weiß nicht, ob ich mich glücklich schätzen soll, da ich nicht in der Lage bin, mir vorzustellen, dass ich bald Mutter sein werde, sofern ich das Baby bekomme. Auf dem Couchtisch habe ich einige Broschüren, die Dr. Darius mir mitgegeben hat, liegen, um mich über eine Abtreibung aber auch über den Verlauf der Schwangerschaft und die nötigen Vitamine zu informieren.

Ich lege mich auf die Couch, sehe mir weiter die beiden Aufnahmen meines Babys an und mir kommen die Tränen. »Ich wünschte, ich könnte dir mehr bieten.« Mein Leben ist das reinste Chaos, ich bin ein emotionales Wrack und weiß nicht, wie ich meinen nichtvorhandenen Alltag mit einem Baby bewältigen soll. Für mich wäre es eine Last, ich wäre eine für das Baby. Vielleicht sollte ich mich über die Möglichkeiten, es zur Adoption freizugeben, informieren.

* * *

Ich muss eingeschlafen sein, denn als ich wegen des Klopfens an der Tür die Augen aufschlage, ist es bereits dunkel. Ich richte mich langsam auf, laufe zur Wohnungstür und werfe einen Blick durch den Spion. Es ist Ethan, der besorgt aussieht. Vielleicht hätte ich nicht schreiben sollen, dass es dringend ist und er, egal wann er zu Hause ist, zu mir kommen soll. Das dringend habe ich natürlich dick unterstrichen.

»Abby, bist du wach?«

Ich öffne die Tür und schaue ihn an. »Danke, dass du gekommen bist«, sage ich leise und gehe einen Schritt zur Seite, damit er hereinkommen kann.

»Was ist denn los? Deine Nachricht klang ziemlich … beängstigend. Geht's dir nicht gut?«

»Den Umständen entsprechend«, antworte ich und lache innerlich, weil mir sofort die Ironie in dieser Antwort auffällt. Ich bin in Umständen, denen entsprechend geht's mir gut, oder auch nicht, ich bin mir noch nicht sicher.

»Was ist los?«, hakt er nach.

Ich deute zur Couch. »Setz dich.«

Unruhig geht er dorthin, nimmt Platz und sein Blick fällt sofort auf die Ultraschallfotos, die auf dem Tisch liegen. »Bist du schwanger?« Er sieht mich fragend an.

Ich schließe für einen Moment die Augen, dann werfe ich die Tür zu und breche in Tränen aus. »Es tut mir leid. Ich … ich habe nicht aufgepasst.«

»Moment. Bin ich der Vater?«

»Wer denn sonst? Glaubst du, … das war … eine unbefleckte Empfängnis?«, hake ich schniefend nach.

»Tut mir leid, aber ich sehe deine Nachricht, denke die Welt geht unter und dann sehe ich die Fotos, du brichst in Tränen aus … Ich bin überfordert.« Ethan steht auf und kommt zu mir. »Seit wann weißt du es?«

»Seit ein paar Stunden.«

»Willst du das Baby bekommen?«

»Ich bin immer noch total überfordert, Ethan.« Trotzig wische ich die Tränen von meinen Wangen. »Und ich darf meine Medikamente nicht mehr nehmen, weshalb ich und das Baby einen Entzug durchmachen werden, weil ich ziemlich viel, was schnell abhängig macht, durcheinander geschluckt habe. Mein Arzt konnte nicht sagen, ob es gefährlich für mich und das Baby wird.« Ich hole tief Luft. »Aber … willst du es?«

»Ich wollte mir eigentlich noch Zeit mit Kindern lassen, aber ja, ich will, dass wir dieses Kind bekommen und gemeinsam aufziehen.«

»Wir sind getrennt.«

»Nein, sind wir nicht, wir sind im komplizierten Bereich, in dem du Zeit für dich brauchst«, raunt er und lächelt mich warm an.

Die Tränen fließen unaufhörlich. »Warum bist du so herzensgut?«

»Weil ich dich liebe.«

Ich lege meine Stirn an Ethans Brust und schließe die Augen. Es ist eine Erleichterung, dass er das Kind auch will, denn ich bin nicht in der Lage, mich allein um ein Baby zu kümmern.

Ethan streichelt meinen Nacken. »Und was ist mit uns beiden?«

Daraufhin sehe ich zu ihm hoch. »Ich weiß es nicht.«

»Na ja, wenn wir ein Kind bekommen, sollten wir zusehen, dass wir uns wieder zusammenraufen.«

»Wir haben uns nie auseinandergerauft.« Ich verziehe das Gesicht. »Gibt's das Wort überhaupt?«

»Keine Ahnung«, erwidert er amüsiert. Ethan schaut zur Couch. »Setzen wir uns?«

Ich nicke hektisch und löse mich von ihm. Er lässt mir den Vortritt. »Danke.«

»Welche Medikamente hast du genommen?«, möchte er wissen.

»Meine Antidepressiva und Schlaftabletten«, antworte ich, nachdem ich mich in den Schneidersitz gesetzt habe.

»Wie weit bist du?«

»Ich weiß es nicht, aber ich schätze, dass ich zwischen der sechsten und achten Woche bin.«

Er nickt. »Wann erfahren wir, ob die Medikamente dem Baby geschadet haben?«

Ich zucke mit den Schultern. »Ich weiß es nicht.«

»Wir sollten es herausfinden.«

Ich betrachte Ethan nachdenklich. »Hat Cleo sich noch mal bei dir gemeldet?«

»Nein, nicht mehr.«

»Hm.«

»Hat sie sich bei dir gemeldet?«

»Ich weiß es nicht. Ich habe meine Nummern ändern lassen.«

»War sie hier?«

»Sie hat es ein paar Mal versucht, aber ich habe sie nicht reingelassen.«

Er legt den Kopf schief. »Sie hat doch einen Schlüssel, oder nicht?«

»Ich habe die Schlösser austauschen lassen«, sage ich leise.

»Ich denke, das ist gut.«

»Und wenn sie oder Gerard vor der Tür standen und ich einkaufen musste, bin ich über die Feuerleiter gegangen«, erzähle ich weiter. »Na ja, eigentlich bin ich das immer, weil ich dir auch nicht begegnen wollte.«

Ethans Miene gefriert. »Und ich hatte mich schon gefragt, ob dir etwas passiert ist. Allerdings war ich beruhigt, dass ich, wenn ich nach Hause kam, ein anderes Programm aus deiner Wohnung gehört habe, oder Licht in verschiedenen Räumen sah, wenn ich von der Straße hochgeguckt habe.«

»Ich brauchte die Zeit«, wispere ich.

»Brauchst du sie immer noch?«, raunt er, als er seine Hand auf meine legt. Zwischen uns herrscht ein guter Meter Abstand, den ich brauche, um einigermaßen klare Gedanken zu fassen. Ich weiß genau, wenn ich ihm zu nah komme, lasse ich mich zu schnell wieder auf ihn ein.

»Ich denke, diesmal sollte es langsamer anlaufen, damit ich wieder Vertrauen in dich fasse.«

Er nickt und rutscht aufs mittlere Polster der Couch. »Abby, egal, wie es kommt oder was passiert, ich bin immer für dich und unser Kind da.«

»'kay«, sage ich leise.

Ethan hebt meine Hand an seine Lippen, sanft haucht er einen Kuss auf meine Knöchel. Allein sein Blick lässt mein Herz schneller schlagen. »Wir beide sollten uns einig werden, ob du das Kind bekommen willst oder nicht.« Seine raue Stimme jagt einen wohligen Schauer über meinen Rücken.

»Das heißt, du willst es nicht?«, frage ich irritiert von seiner Formulierung.

Auf einmal wirkt er geschockt, weil ich die Vermutung geäußert habe. »Wow, Moment, das sagte ich nicht. Abby, ich liebe dich, aber ja, es geht etwas schnell, trotzdem will ich das Kind. Ich wünsche mir bloß, dass wir es gemeinsam großziehen, damit ich dabei sein kann.« Ethan holt tief Luft. »Ich habe meine Eltern ziemlich früh verloren und weiß, wie wichtig es ist, dass ein Kind Mutter und Vater hat. Ich hoffe, nein, ich verlange sogar, dass du mich nicht aussperrst, wenn du das Kind bekommen möchtest.«

Ich ziehe die Nase hoch. »Ich schaffe es sowieso nicht allein.«

»Doch, das würdest du, aber willst du es allein schaffen oder mich an deiner Seite haben?«

Schwerfällig seufze ich. »Ich möchte dich an meiner Seite haben.«

»Dann werde ich an deiner Seite sein«, raunt er und beugt sich zu mir. Ethan haucht einen Kuss auf meine Wange, dann umarmt er mich. »Wir kriegen das hin.«

»Ich hoffe es.«

»Und ich weiß es«, flüstert er mir ins Ohr, dabei schiebt er eine Hand in meinen Nacken und krault mich sanft.

»Was wird denn nun aus uns?«, hake ich vorsichtig nach. »Ich ...« Kopfschüttelnd breche ich ab, da ich nicht weiß, was ich sagen soll.

»Ich hoffe, dass wir uns wieder zusammenraufen, und ich denke, wenn wir Eltern werden, sollten wir uns nach einer gemeinsamen und größeren Wohnung umsehen«, antwortet er nachdenklich.

Ich nicke zustimmend. »Ein Haus wäre mir lieber.«

»Ich denke, ein Haus kann ich mir nicht leisten«, erwidert Ethan peinlich berührt.

Daraufhin seufze ich. »Ich aber.«

»Und du willst ein Haus für uns kaufen?«

Ich räuspere mich. »Wir haben noch Zeit und noch will ich nicht darüber nachdenken, was ich kaufe und was nicht.«

»Du hast recht. Tut mir leid, dass ich es überstürze.«

Kopfschüttelnd winke ich ab. »Ich weiß einfach nicht, ob ich in der Lage bin, die Wohnung aufzugeben.« Meine Stimme ist leise.

»Wegen Alex?«

Ich nicke knapp. »Ja, aber das ist daneben, weil er tat, was er tat. Ich muss damit klarkommen, dass er nur ein Kapitel in meinem Leben war.«

Ethan drückt meine Hand. »Ich verstehe, dass du immer noch an ihm hängst, und es ist normal, denn er war ein wichtiger Bestandteil deines Lebens. Wenn diese Konstante wegbricht, bricht einem der Boden unter den Füßen weg.«

Ratlos betrachte ich ihn. »Woher weißt du, wie es sich anfühlt?«

»Die Konstanten, die in meinem Leben wegbrach, waren meine Eltern. Sie starben urplötzlich und ich musste damit zurechtkommen, dass sie nicht mehr da sind.«

Ich rutsche näher zu ihm und lehne mich an ihn. »Es tut mir leid, dass du sie verloren hast.«

»Und mir tut es leid, dass du Alex verloren hast«, flüstert er ebenfalls.

***

ETHAN

Abby ist schwanger. Ich kann es immer noch nicht fassen. Seit sie es mir gesagt hat, sind vier Wochen vergangen, noch zwei und sie hat die ersten drei Monate ihrer Schwangerschaft hinter sich gebracht. Dann müssen wir keine Angst mehr haben, dass etwas schiefgeht, wobei das wirklich immer passieren kann.

Sie lässt mich wieder in ihre Wohnung, redet mit mir und lässt auch Zärtlichkeiten zu, aber bloß oberflächliche. Abby lässt mich ihre Hand halten und sich von mir küssen, allerdings nur auf die Wangen. Sie erwidert diese Küsse nicht. Ich kann es verstehen, denn ich habe sie enttäuscht. Sie braucht eben Zeit, um mir wieder zu vertrauen.

Am schönsten finde ich, dass sie mich ihren Bauch berühren lässt. Man spürt zwar noch keine Tritte, aber es ist die einzige Verbindung, die ich zu unserem Kind habe. Ich singe ihr Lieder vor, während ich auf meiner Gitarre spiele, was sie lächelnd genießt.

Wir haben uns entschieden, zusammen zu ziehen, um gemeinsam für unser Baby sorgen zu können, auch wenn Abby die kritische Phase noch nicht hinter sich hat. Ich freue mich, dass sie einverstanden war, denn es hätte auch anders ausgehen können. Vor Gerard und den anderen halten wir geheim, dass wir uns wieder treffen. Er war wohl der beste Freund ihres Mannes und fühlt sich somit für Abby verantwortlich, doch kann ich sein Verhalten nur belächeln, denn sie will nichts von ihm wissen. Mehrmals hat sie es ihm schon gesagt, aber er will es nicht hinnehmen. Inzwischen denke ich, dass er an ihr interessiert ist und nun seine Chance gekommen sieht, sonst hätte er damals nicht so eifersüchtig reagiert. In den letzten Wochen hat er sich ständig bei mir erkundigt, ob ich etwas von Abby gehört oder gesehen hätte, weil er überhaupt nicht an sie herankommt. Ich habe es stets verneint. Das Einzige, was ich mit ihm zu tun haben will, ist beruflicher Natur.

Heute steht ein Auftritt an. Abby möchte mich begleiten, um zu sehen, wie wir spielen, wenn wir etwas mehr Zeit haben, um diesen zu planen. Damals hat sie nur das spontane Set in Cadens Restaurant mitbekommen. Aber auch das hatte ihr gefallen - zumindest behauptet sie das.

Wir spielen auf einer Charity Veranstaltung des Bürgermeisters und dürfen eine Begleitung mitbringen, sodass es kein Problem ist, Abby mitzunehmen. Caden hat das Catering übernommen, womit sie nicht ganz allein sein wird, wenn ich mit den Gents auf der Bühne stehe.

»Bist du bereit?«, erkundige ich mich, als ich am Bad vorbeikomme. Die letzte Nacht hat sie bei mir verbracht, weil es ihr nicht gut ging, aber sie wollte im Gästezimmer bleiben. Nur Gott weiß, warum.

»Nein, ich kriege den Reißverschluss nicht zu«, jammert sie. Abby öffnet die Tür und schaut mich aus ihren großen smaragdgrünen Augen an. »Ich glaube, das Kleid passt nicht mehr.« Sie deutet auf ihren leicht gewölbten Bauch.

Ich sehe an ihr herunter. »Soll ich dir helfen?«

Sie nickt und dreht sich um, was mich dazu veranlasst, den Reißverschluss zu schließen. »Danke.«

»Ich weiß nicht, was das Problem war, aber das hat doch problemlos geklappt.«

»Vielleicht war bei mir etwas Stoff dazwischen«, sinniert sie, als sie sich zu mir umdreht.

Ich lege meine Hände auf ihre Schultern. »Du siehst toll aus.«

Abby wirkt unsicher und senkt ihren Blick. »Nicht dick?«

»Quatsch«, stoße ich aus. »Du bist schwanger und nicht dick.«

»Ich fühle mich dick.«

»Dein Körper macht eine Veränderung durch, aber du bist keinesfalls dick, sondern immer noch wunderschön.« Als ich sie betrachte, erkenne ich, dass sie ihre Narbe überschminkt hat. Es scheint so, als hätte sie überhaupt keine. »Du hast die Narbe abgedeckt«, stelle ich leise fest.

»Ich will nicht, dass man sie sieht.«

Ich lege meine Hand auf ihre Wange. »Warum nicht? Sie gehört zu dir.«

»Weil die Leute auf diesen Veranstaltungen unglaublich oberflächlich sind und ich will nicht, dass sie mich anstarren.«

Ich beuge mich vor und küsse ihre Stirn. »Wenn sie dich anstarren, dann nur, weil du umwerfend aussiehst.«

Daraufhin hebt sie ihren Blick und sieht mich an. Ihre Lippen zeichnen ein kleines Lächeln, das sogar ihre Augen erreicht, was ich lange nicht mehr gesehen habe. »Du weißt immer, was du sagen musst, damit ich mich besser fühle.«

»Nein, ich sage bloß, was ich denke.«

Sie hebt ihre Hand und streichelt meinen Hals. »Danke.«

Für einen Moment erlaube ich mir, ihre Berührung zu genießen, denn es kommt viel zu selten, dass sie mich von sich aus anfasst. »Nicht für die Wahrheit.«

Abbys Finger legen sich in meinen Nacken. Mit sanfter Strenge zieht sie mich zu sich runter. »Doch, auch für die Wahrheit bedanke ich mich.« Kaum hat sie zu Ende gesprochen, haucht sie einen sanften Kuss auf meine Lippen. Sie lässt ihn andauern, weshalb ich mir herausnehme, es zu genießen. Ihre Zungenspitze streift meine Unterlippe, weshalb ich den Mund öffne. Vorsichtig kreisen unsere Zungen umeinander. Ich koste den Augenblick vollkommen aus, da ich jederzeit damit rechne, dass sie sich von mir löst.

Seufzend schiebe ich meine Hände auf ihren Po und ihren Rücken und ziehe sie an mich. Ihr Körper schmiegt sich an meinen, ich spüre ihre weiche Brust, die von dem Cocktailkleid, das sie trägt, etwas nach oben gedrückt wird. Herrgott, wie sehr ich es genieße, sie endlich wieder auf diese Weise zu fühlen.

Abby löst sich schließlich von mir. »Müssen wir los?«

Nachdem ich mich aufgerichtet habe, nicke ich ihr zu. »In zwei Stunden ist der Auftritt, aber ich muss vorher schon dort sein, um ein paar Hände zu schütteln. Gerard will es so.«

»Weiß er, dass wir beide uns wieder sehen?«, fragt sie scheu.

»Nein, keiner der Jungs weiß Bescheid.«

»Soll ich dann nicht lieber hierbleiben?«

Ich schüttle den Kopf. »Keinesfalls. Ich will nicht, dass wir beide uns verstecken, bloß, weil Gerard meint, dass er entscheiden darf, mit wem du dich triffst.«

»Okay«, stößt sie aus, aber ich habe das Gefühl, dass ihr die Situation zunehmend unangenehm ist.

»Wir gehen Gerard einfach aus dem Weg«, versichere ich ihr und streichle ihre Wange. »In Ordnung?«

»Ja, in Ordnung.«

* * *

»Wow«, stößt sie aus, nachdem wir den Festsaal betreten haben. »Das sieht atemberaubend aus.«

Ich stimme ihr zu, während ich nach meinem Bruder Ausschau halte. »Sag mir Bescheid, wenn du Caden siehst.«

»Mache ich.«

Wir mischen uns unter die Gäste. Ich nehme zwei Gläser Orangensaft vom Tablett eines Kellners, eines gebe ich Abby.

»Danke.« Sie lächelt, als wir miteinander anstoßen.

»Wie fühlst du dich?«, erkundige ich mich.

Sie möchte gerade zum Antworten ansetzen, als Silas sich zu uns gesellt. »Hey.« Er schaut Abby an. »Schön, dich zu sehen.« Silas umarmt sie fest, weshalb sie mich überfordert ansieht. »Wie geht's dir?«

»Vielleicht solltest du etwas vorsichtiger mit ihr umgehen«, mische ich mich ein.

Sofort lässt er sie los. »Oh, tut mir leid, falls ich dir wehgetan habe«, wendet er sich an sie.

»Schon gut«, erwidert Abby leise. »Mir geht's gut, danke der Nachfrage, und dir?« Augenscheinlich möchte sie höflich sein, denn ich weiß, dass sie keine allzu hohe Meinung von meinen Kollegen hat.

»Kann nicht klagen. Jenda ist wieder schwanger, Cole wächst und gedeiht, das Haus ist fast abbezahlt.« Er lächelt sie zufrieden an.

Abby nickt. »Herzlichen Glückwunsch, aber wer ist Cole?«

Silas holt sein Handy heraus. »Mein Großer.« Er zeigt uns ein Foto.

»Ich wusste gar nicht, dass ihr Eltern geworden seid.« Abby wirkt geknickt.

»Du hattest andere Dinge im Kopf«, beruhigt er sie. »Und dafür hat auch Jenda Verständnis.«

»Kennst du Jenda?«, wende ich mich an Abby.

»Die beiden waren quasi beste Freundinnen, aber der Kontakt schlief nach dem Unfall ein«, erzählt er hingegen.

»Quasi«, wiederholt sie leise. »Sag ihr, dass ich mich melde, okay?«

Er nickt. »Klar, aber du kannst selbst mit ihr sprechen, sie treibt sich hier irgendwo herum.« Silas mustert sie. »Du siehst wirklich gut aus, Abby.«

»Danke, Silas.«

Sein Blick haftet auf ihrem Bauch. »Ist es das, was ich denke?«

Ich räuspere mich. »Was denkst du denn?«

»Dass Abby schwanger ist?«, entgegnet er fragend, ohne den Blick von ihrem Bauch zu lösen.

Abby hält schützend ihre Hände vor das Kind. »Ja, ich bin schwanger, aber behalt es bitte für dich. Ich möchte nicht, dass … es … sich … wiederholt.« Ihre Haut wird trotz Make-up aschfahl und nun fällt es mir wie Schuppen von den Augen.

»Abby, was damals passiert ist, hat niemand beabsichtigt.«

Sie nickt hektisch. »Und ich möchte nicht darüber reden.«

»Können wir kurz unter vier Augen reden?«, wende ich mich an meinen Kollegen.

»Klar.«

Mein Bruder läuft an uns vorbei, doch ich lege meine Hand auf seine Schulter, um ihn aufzuhalten. »Hey, Alter.«

Er dreht sich um. »Oh, hi.« Caden umarmt mich kurz, anschließend grüßt er Silas und Abby nimmt er wie mich in den Arm. »Ich hätte nicht gedacht, meinen kleinen Fast Food Junkie zu treffen«, sagt er lachend in ihr Ohr.

Sie kichert. »Tja, Überraschung?«

»So in etwa.« Caden gibt sie frei und betrachtet sie lächelnd. »Wie geht's dir?«

»Ich kann nicht klagen, na ja, bis auf ein wenig Übelkeit und so.«

»Übelkeit?«, hakt er nach und schaut zu mir.

»Könntest du kurz bei Abby bleiben, damit Silas und ich uns unterhalten können?«, frage ich meinen Bruder.

»Klar. Ich entführe sie gern ein wenig.«

»Setz das Lösegeld nicht zu hoch an, sonst kann ich es nicht bezahlen.«

Caden lacht aus tiefster Kehle. »Mal sehen, immerhin ist Abby mit Gold nicht aufzuwiegen.«

Leise lachend wende ich mich ab und gehe ein paar Schritte mit Silas, während mein Bruder Abby in die andere Richtung entführt. »Ich weiß, ich sollte Abby fragen, aber was möchte sie nicht, was sich wiederholt?«

Silas sieht mich irritiert an. »Kannst du dir das nicht denken?«

»Also war sie damals schwanger und hat wegen des Unfalls das Kind verloren?«, hake ich nach.

»Ja. Im fünften Monat. Als sie im Krankenhaus aufwachte, war sie nicht mehr schwanger. Es hat sie traumatisiert, immerhin war es ihr Wunschkind.«

»Aber nicht das von Alex?«

Silas schüttelt den Kopf. »Alex wollte keine Kinder, aber ich denke, das lag daran, dass er mit dieser anderen Frau schon eines hatte.«

Ich nicke und lasse meinen Blick durch den Raum schweifen. Die Decken sind mit Stuck verziert und einige Gemälde sowie Porträts hängen in schweren goldenen Rahmen an den mit Holz vertäfelten Wänden. »Das hat sie mir nie erzählt.«

»Weil sie nie darüber spricht. Außer Jenda, Alex und mir wusste niemand, dass sie schwanger ist.«

»Cleo hat es wahrscheinlich erst hinterher erfahren, oder?«

»Hat sie und sie war fuchsteufelswild. Ich erinnere mich noch daran, dass sie auf dem Krankenhausflur herumschrie, dass man ihrer Schwester das Baby nicht hätte nehmen dürfen, und wie schmerzhaft es für die ganze Familie sein wird«, erklärt Silas.

Überrascht hebe ich meine Augenbrauen. »Dieses hinterlistige Stück.«

»Was meinst du?«

»Cleo war schuld an dem Unfall. Sie hat Abby und mich auseinandergebracht, dann erzählte sie ihr auf dem Flur, dass sie Alex irgendwelche Drogen ins Getränk gemischt hat, weil sie es nicht ertragen konnte, dass er mit Abby zusammen war, statt mit ihr.«

Silas' Gesichtszüge entgleisen. »Wie bitte?«

»Ist alles so, wie ich es sage. Sie war eifersüchtig, weil sie Alex für sich wollte und Abby so erfolgreich war. Die Frau ist vollkommen verrückt, wenn man mich fragt.«

»Oh Mann«, stößt Silas aus. »Hat Abby sie angezeigt?«

Ich schüttle den Kopf. »Nein, ich denke, sie war zu geschockt, um es zu tun. Jetzt ist sie schwanger und will sicher keinen Ärger mit ihrer Schwester.«

»Hat sie noch Kontakt zu Cleo?«, hakt er nach.

»Nein, sie geht ihr aus dem Weg, Gerard genauso, weil er sich ihr gegenüber wie ein Beschützer aufspielt«, entgegne ich.

»Gerard steht auf sie, war schon damals der Fall.«

»Hat Alex nie etwas dagegen gesagt?«, möchte ich wissen.

»Doch, die beiden haben sich sogar richtig heftig geprügelt, zwei Wochen später war der Unfall.«

Langsam fange ich an, ein paar Zusammenhänge, die wohl niemandem gefallen werden, zu ziehen. Wie kann es sein, dass sich Gerard und Alex prügeln und zwei Wochen später kommt es zu diesem folgenschweren Unfall, den Cleo mit den Drogen in Alex' Drink provoziert hat? Die beiden stecken sicher unter einer Decke. Cleo wollte Alex für sich haben oder ihn aus dem Weg räumen, Gerard wollte - und das will er sicher immer noch – Abby für sich haben. »Findest du das nicht auch ein wenig seltsam?«, hake ich nach.

»Ich finde das sogar sehr seltsam, aber ich kann mir nicht vorstellen, dass Gerard etwas mit dem Unfall zu tun hat, immerhin war er Alex' bester Freund.«

»Cleo hat ihm damals etwas ins Getränk gemischt, Gerard wollte Abby für sich. Ich bin mir fast sicher, dass die beiden unter einer Decke stecken.«

»Na ja, soviel ich weiß, hatten Gerard und Cleo eine Affäre, aber dass sie die beiden aus dem Weg räumen wollten, kann ich mir einfach nicht vorstellen.«

»Irgendwann wird die Wahrheit ans Licht kommen«, siniere ich. »Ich sollte zurück zu Abby.«

»Hey, Leute.« Bastien, ein weiterer Kollege von mir, gesellt sich zu uns. »Ihr wisst, dass es in zehn Minuten losgeht, oder?«

»Ja sicher, ich will nur noch mal zu Abby, um sie zu ihrem Platz zu bringen«, lasse ich ihn wissen.

»Sie wird sicher am selben Tisch wie Jenda sitzen. Ich komme eben mit dir.«

»Bis gleich, Bastien«, wende ich mich an unseren Posaunisten.

»Ich komme mit, dann kann ich Abby und Jenda begrüßen«, sagt er lächelnd.

Gemeinsam machen wir uns auf den Weg zu Abby und meinem Bruder. Bastien versucht, ein Gespräch anzufangen, aber Silas und ich blocken es ab. Mir geht zu viel durch den Kopf, um jetzt Small Talk zu halten. Ich bin unsagbar wütend auf Cleo und Gerard, denn ich bin mir sicher, dass sie unter einer Decke stecken. Unerfüllte Liebe hat schon viele Menschen zu grausamen Taten verleitet. In diesem Fall sind Abby und Alex' Familie die Leidtragenden. Ich glaube, für Eltern, die ein Kind verloren haben, steht die Zeit still. Nichts ist mehr so wie es einmal war und es wird niemals mehr so sein. Eigentlich kann man nur Mitleid mit den Hudsons haben, auch wenn Abby es beispielsweise gar nicht will. Sie will bloß in Ruhe gelassen werden, nicht von mir, aber von allen anderen, und unser Kind bekommen. Wenn ich gewusst hätte, dass sie schon einmal ein Baby verloren hat, wäre ich vorsichtiger gewesen. Ich hätte sie dieses eine Mal in der Dusche nicht ohne Gummi gefickt.

»Scheiße«, stößt Silas aus, als ich stehen bleibe. Gerard steht bei Abby und redet auf sie ein.

Ihr Blick fällt auf mich, woraufhin sie ihn einfach stehen lässt. Sie kommt auf mich zugelaufen und fällt mir um den Hals. »Lass mich nie wieder allein, wenn er in der Nähe ist.«

Ich lege meine Hand in ihren Rücken und drücke einen Kuss auf ihr Haar. »Was hat er gesagt?«

»Er wollte wissen, warum ich dich begleite, und meinte, dass ich mich von dir fernhalten soll«, erklärt sie leise.

Ich atme tief durch. »Irgendwann reiße ich dem Kerl den Kopf ab.« Mein Knurren vibriert durch meinen Körper, Wut packt mich, aber ich versuche, mich zusammenzureißen. Er ist es nicht wert, dass ich mir die Finger an ihm schmutzig mache.

»Daher weht also der Wind«, sagt Gerard, als er zu uns kommt.

Angewidert sehe ich ihn an. »Hast du ein Problem damit?«

»Meine Probleme gehen nur mich etwas an«, entgegnet er schnaubend.

Abby löst sich von mir und schaut Gerard ebenfalls an. »Ich möchte, dass du mich endlich in Ruhe lässt. Ethan und ich erwarten ein Kind und ich will weder mit dir noch mit Cleo noch irgendetwas zu tun haben.«

Als wäre heute der Tag des Teufels, von dem man spricht, stößt Cleo zu Gerard und umarmt ihn. »Hey, Süßer.«

Er stößt sie weg. »Lass gut sein, Cleo. Wusstest du, dass Abby und Ethan Eltern werden?«

Sie sieht zu uns, dann wieder zu ihm. »Nein.«

Gerard packt sie am Arm und führt sie von uns weg.

»Wow, was war das denn?«, fragt Silas irritiert. Ihm geht's wohl genauso wie uns.

»Ich schätze, dass er immer noch in Abby verliebt ist«, sagt Bastien.

Sie dreht sich zu uns um. »Wie bitte?«

Ich hebe eine Augenbraue. »Sag nicht, dass du es nicht gemerkt hast.«

Sie schüttelt den Kopf. »Nein, ich ging einfach davon aus, dass er so aufdringlich ist, weil er Alex' bester Freund war.«

Bastien schnaubt amüsiert. »Alex' bester Freund? Die beiden haben sich zwei Wochen vor eurem Unfall geprügelt, weil Gerard eifersüchtig darauf war, dass nicht er, sondern Alex dich geheiratet hat.«

Abbys Miene gefriert. »Das kann nicht wahr sein.«

»Das ist es aber, Abby«, entgegnet Silas. »Es tut mir leid, dass du es auf diese Weise erfahren musst.«

»Aber …« Ihre Stimme erstickt. »Das darf einfach nicht möglich sein«, wispert sie mehr zu sich als zu uns. Ihre Atmung beschleunigt sich. »Ich muss hier raus.«

»Nein, Abby, warte. Du setzt dich jetzt zu Jenda und nach unserem Auftritt fahre ich sofort mit dir nach Hause, in Ordnung?«, rede ich mit sanfter Stimme auf sie ein.

»Ich kann nicht hierbleiben, Ethan.«

»Doch, du kannst. Jenda und Caden werden sich darum kümmern, dass Cleo dich in Ruhe lässt«, mischt Silas sich ein. »Ich bringe dich zu ihr.« Er bietet ihr seinen Arm an.

Nur widerwillig hakt Abby sich bei ihm ein. Sie sieht mich an.

»Geh ruhig. Ich komme sofort zu dir, wenn der Auftritt vorbei ist.« Ich beuge mich zu ihr und küsse ihre Stirn. »Nur eine Stunde, okay?«

Sie nickt hektisch.

Ich sehe ihnen nach, als Silas sie von uns wegführt. »Das darf alles nicht wahr sein.«

»Tut mir leid, Mann«, sagt Bastien und legt seine Hand auf meine Schulter. »Langsam wird die ganze Sache offensichtlich.«

»Was meinst du?«

»Ich meine, dass Cleo und Gerard dafür verantwortlich sind, dass Alex tot ist.«

»Davon gehe ich auch aus. Sind ziemlich viele Zufälle, die zu diesem Unfall geführt haben«, sinniere ich.

»Im Nachhinein betrachtet war wohl alles pure Absicht.«

Ich murmle eine Zustimmung.

»Aber jetzt müssen wir auf die Bühne.«

»Alles klar.«

Während wir uns auf den Weg machen, werden wir immer wieder begrüßt, wir erwidern es, lassen uns jedoch auf kein Gespräch ein, da die Zeit inzwischen drängt. Ich bin total neben der Spur, weil es mir heute wie Schuppen von den Augen gefallen ist. Dass Abby und ich absolut keine Ruhe vor diesem Thema haben, erschwert es, entspannt zu sein. Sie ist schwanger und soll sich möglichst nicht aufregen, aber ständig passiert irgendwas, weshalb es doch dazu kommt.

»Da seid ihr ja endlich«, sagt Grayson, der den Kontrabass in unserer Band spielt.

»Sorry, ich musste Ethan suchen. Silas kommt gleich«, entschuldigt sich Bastien und geht zu seiner Posaune. Meine Gitarre haben sie mit hierher gebracht, sodass ich nichts schleppen musste, als Abby und ich gekommen sind.

»Wo ist Gerard?«, möchte Grayson wissen.

»Keine Ahnung, aber er wird sicher pünktlich sein«, entgegne ich, obwohl ich beim Gedanken an unseren Bandleader kotzen möchte. Als ich Silas, der Abby auf den Stuhl hilft, sehe, behalte ich die beiden und seine Frau im Auge.

* * *

Der Auftritt läuft seit einer halben Stunde und ich habe Abby kaum aus den Augen gelassen. Es ist mir zu gefährlich, da Cleo auch hier ist, aber ich weiß, dass ich nicht einfach von der Bühne springen kann, um sie zu vertreiben. Verdammt, warum musste ausgerechnet sie auftauchen?

Während einer kurzen Pause sehe ich, dass Cleo bei Abby steht. Sie sagt etwas in ihr Ohr, weshalb Abby mit einem unergründlichen Ausdruck zu ihr hochschaut. Scheiße, was ist denn jetzt los?

»Warum steht Cleo bei Abby?«, fragt Silas leise.

»Wüsste ich auch gern.«

Abby erhebt sich und wird von Cleo nach draußen geführt.

»Ich muss ihnen hinterher.«

»Die beiden unterhalten sich nur, Ethan«, mischt Grayson sich ein. »Du musst bleiben, sonst haben wir keinen Gitarristen.«

Ich schnaube. »Es ist mir scheißegal, ob ihr einen Gitarristen habt oder nicht.«

»Meine Damen und Herren, wir machen eine kurze Pause und sind gleich wieder da«, sagt Silas ins Mikrofon und zeigt zur Tür. »Ich komme mit dir.«

Nickend stelle ich meine Gitarre ab und folge ihm.

* * *

ABIGAIL

»Zum letzten Mal: Was willst du, Cleo?«

Meine Schwester hat mich aufs Dach des Gebäudes gebracht und sieht mich hasserfüllt an. »Du bist schwanger?«

»Ja, bin ich.«

»Von diesem Wichser?«

»Ethan ist kein Wichser«, sage ich mit fester Stimme.

»Nicht? Ich habe ihn dafür bezahlt, dass er dich fickt, aber du hast recht, er ist kein Wichser, er ist eine *Hure*.«

Kopfschüttelnd möchte ich an ihr vorbeigehen, doch sie schubst mich zurück, sodass ich stürze. Glücklicherweise lande ich auf der Seite und nicht auf dem Bauch. »Was ist denn nur in dich gefahren?« Ich bekomme ernsthaft Angst vor meiner älteren Schwester.

»Du bist Moms und Dads Liebling; du warst Alex' Frau; jetzt bist du schwanger. Warum bekommst du alles, was ich mir wünsche?«, hakt sie aufgebracht nach.

»Ich weiß nicht, wovon du sprichst. Ich habe dir nie etwas weggenommen.«

»Du hast mir Alex weggenommen!«, schreit sie mich an.

»Ich habe ihn dir nicht weggenommen. Er gehörte dir nicht und er liebte nicht dich, sondern mich!«

Cleo kommt näher und rammt mir ihren Fuß in den Bauch, weshalb ich aufschreie. »Jetzt bekommst du ein Kind. Das ist auch etwas, was ich mir schon lange wünsche. Du bist so ein verdammter Glückspilz und merkst es nicht einmal, nein, du verkriechst dich in deiner Wohnung und trauerst der Vergangenheit nach.«

Kopfschüttelnd rutsche ich von meiner Schwester weg. »Du bist verrückt geworden.«

»Verrückt? Nein, ich bin wütend.« Sie zieht eine Waffe und richtet sie auf mich. »Es hat nicht gereicht, dass ich dir Alex nehme, denn du bist augenscheinlich wieder glücklich. Das ging nach seinem Tod zwar etwas schnell, aber du hast dich ja immer zügig getröstet, wenn eine Beziehung kaputtging.«

Wie erstarrt schaue ich auf den Revolver in ihrer Hand. Meine Schwester ist Mitglied in einem Waffenverband und hat einen Waffenschein, etwas, was ich nie nachvollziehen konnte, da ich Gewalt jeglicher Art verabscheue. Meine Hand liegt auf meinem Bauch, der wegen ihres Tritts schmerzt.

Cleo kommt näher. »Du weißt hoffentlich, dass ich dir jetzt ein Ende setze.«

»Cleo, bitte, ich habe dir doch nichts getan.«

»Nichts getan? Du bekamst immer alle Aufmerksamkeit, weil du so hübsch warst, so liebreizend und so freundlich. Weißt du, wie es ist, wenn einem alle Welt jahrelang von dir vorschwärmt?«, hakt sie erneut nach.

Meine Unterlippe zittert. »Cleo, bitte, denk an das Baby, das ich unterm Herzen trage.«

»Daran dachte ich damals auch nicht, denn deine Babys sind mir scheißegal. Ich bin froh, dass du Alex' Bastard damals verloren hast, sonst hättest du ja noch etwas, wofür dich alle loben. Aber du wirst Ethans kleinen Bastard auch nicht austragen. Ich habe deinen Ehemann mit Drogen vollgepumpt, glaub nicht, dass ich Halt davor mache, dich zu erschießen.«

»Sie werden alle wissen, dass du es warst!«, herrsche ich sie an.

»Werden sie nicht«, vernehme ich Gerards Stimme. Er taucht neben ihr auf. »Du bist eine Enttäuschung, Abby. Cleo hat recht, du musst aus dem Weg geräumt werden.«

Meine Gesichtszüge entgleisen. »Was hast du denn mit der Sache zu tun?«

»Cleo und ich haben alles gemeinsam geplant. Euren Unfall, dass ich dich danach zurück ins Leben hole, aber du hast mich nie an dich herangelassen. Stattdessen lässt du dich von Alex' Ersatz ficken und schwängern, kaum, dass Alex tot ist.« Er seufzt. »Hast du denn nie gemerkt, dass ich in dich verliebt bin?«

Tränen treten über und bahnen sich ihre Wege über meine Wangen. »Ihr seid doch verrückt.«

Gerard kommt näher. »Du wirst sein Kind nicht bekommen.«

Als ich aufstehen will, schubst er mich, sodass ich wieder auf dem harten Belag des Dachs lande. Es ist kalt, ich friere und ich habe neben höllischer Angst furchtbare Schmerzen. »Bitte hört auf. Ich habe euch doch nie etwas getan.«

»Du hast uns nie etwas getan?«, hakt Gerard nach und auch er tritt zu.

Ich kugle mich ein, um meinen Bauch zu schützen, aber er ist unbarmherzig. Er tritt gegen meine Beine, meine Schultern, meinen Rücken. Gerard umkreist mich wie ein Raubtier, das seine Beute gestellt hat. Ich habe Angst, höllische Angst, denn ich weiß nicht, was sie mir noch antun werden. ›Sie werden mir wieder mein Kind nehmen‹, schießt es mir durch den Kopf. »Hört auf, ich flehe euch an!«

»Ich höre erst auf, wenn du bei Alex in der Gruft liegst!«, schreit Cleo mich an. »Wenn du tot bist, bin ich endlich diejenige, die von allen gesehen wird. Nicht mehr die arme kleine Abby, die schon so viel im Leben mitmachen musste.«

»Du bist verrückt«, stoße ich unter Schmerzen aus. Warum kommt Ethan nicht hierher? Er muss doch mitbekommen haben, dass Cleo und ich den Saal verlassen haben. Sucht er überhaupt nach mir? Ich kann es mir langsam nicht mehr vorstellen. Vielleicht hat er nicht mitbekommen, wohin wir gegangen sind, aber Jenda hat doch gehört, was Cleo gesagt hat. Wobei, nein, das hat sie nicht, denn meine Schwester flüsterte mir die Aufforderung zu, während sie mir versicherte, dass sie bloß reden will. Wie konnte ich nur so dumm sein und ihr vertrauen? Als Gerard noch einmal zutreten will, halte ich seinen Fuß fest und ziehe, sodass er ebenfalls zu Boden geht.

»Du kleine Fotze!«, schreit er mich an und tritt mir ins Gesicht.

Es wird etwas gerufen, dann wird meine Welt schwarz.

***

ETHAN

Silas und ich sind aufs Dach, um dort nach Abby zu suchen. Als wir ankommen, reißt sie Gerard zu Boden, Cleo steht etwas von ihnen weg und richtet eine Waffe auf Abby. Er tritt Abby ins Gesicht und sie sackt zusammen. »Geht sofort von ihr weg!«, schreie ich sie an, laufe auf die Frau, die ich liebe zu, und schubse Cleo weg.

Ich gehe neben ihr auf die Knie und ziehe sie in meine Arme. »Sie ist bewusstlos«, rufe ich Silas zu und schaue zu Cleo. »Was ist eigentlich in dich gefahren?«, brülle ich sie an.

»Was in mich gefahren ist? Ich hätte Alex verdient, das Kind, das Tiffany nun hat, und die Ehe und Liebe, die Abby und er geteilt haben. Hätte sie ihn mir nicht weggenommen, hätte er mir gehört!«, kreischt sie aufgebracht.

Froh darüber, dass Silas und ich schon die Cops gerufen haben, weil wir das Schlimmste befürchteten, betrachte ich Abby. »Es wird alles wieder gut.«

Aus dem Augenwinkel sehe ich, dass Silas sich Gerard, der sich aufgerappelt hat, nähert. Er sieht ihn scheinbar nicht kommen und Silas' Kinnhaken überrascht ihn.

»Verdammt, du Wichser, was soll das?« Gerard ist wütend und will auf ihn losgehen, doch Silas kann ihn in Zaum halten.

»Du gehst jetzt von meiner Schwester weg, Ethan«, verlangt Cleo.

»Entweder du erschießt mich oder nimmst es hin, dass ich bei ihr bin«, erwidere ich und biete ihr stoisch die Stirn. Ich werde Abby nicht allein lassen.

Cleo richtet den Lauf der Waffe auf mich. Ich sehe sie ruhig an. »Ethan, ich will dich wirklich nicht erschießen.«

»Du wirst es tun müssen, wenn du an Abby willst.« Mir ist bewusst, dass es gefährlich ist, Cleo herauszufordern.

Ein Schuss ertönt, ich reiße den Kopf herum, um zu Gerard und Silas zu schauen. Silas geht getroffen zu Boden und Gerard richtet ebenfalls eine Waffe auf mich. »Vielleicht will Cleo dich nicht erschießen, aber ich, denn du bist mir schon länger ein Dorn im Auge. Erst nimmt Alex mir Abby weg, dann du, was glaubst du eigentlich, wer du bist?«

»Sie liebt dich nicht, du Idiot, sonst hättest du sie an deiner Seite. Manchmal bleibt Liebe unerfüllt!«, herrsche ich ihn an.

Während Cleo auf Abby und Gerard auf mich zielt, sehe ich die Frau in meinen Armen an. »Wir beide schaffen es hier raus, das verspreche ich dir.«

Ein weiterer Schuss, reißender Schmerz fährt durch meinen Körper. Mühsam bleibe ich aufgerichtet, doch drücke ich eine Hand auf meine Schulter. Mein Blut strömt über meine Finger und ich keuche, atme schwer, aber ich werde Abby nicht allein lassen.

»Verdammt, Ethan, jetzt verpiss dich!«, schreit Gerard mich an.

»Die Waffen runter!«, brüllt ein Cop hinter Cleo. Insgesamt sind sie zu viert.

»Lassen Sie augenblicklich die Waffen fallen und nehmen sie die Hände hinter den Kopf!«, fordert ein weiterer.

Gerard zielt mit seiner Pistole auf die Polizisten. Er schießt, doch die Cops werden nicht getroffen. »Verpisst euch, das geht euch nichts an!«

Die Cops eröffnen das Feuer. Gerard wird mehrmals getroffen und stolpert nach hinten. Immer weiter nähert er sich der kniehohen Mauer, die das Dach umschließt.

Cleo schreit auf und lässt sofort ihre Waffe fallen. Mit erhobenen Händen bleibt sie stehen, doch sieht sie wie ich mit an, wie Gerard plötzlich über die Brüstung stolpert. Der Abgrund verschluckt ihn. Ein Knall, den ich wohl meines Lebtags nicht mehr vergessen werde, ertönt und die Alarmanlage eines Autos geht los, ebenso Schreie.

Als ich den Blick von der Stelle, an der Gerard abgestürzt ist, abwende, nähern sich Abby und mir zwei Cops, die anderen beiden nehmen Cleo fest. »Was ist passiert?«, fragt mich einer von ihnen.

»Ich wurde angeschossen und Miss Rowland hat ihre Schwester niedergeschlagen und mit der Waffe bedroht«, erkläre ich mit schwacher Stimme.

»Ruf zwei Krankenwagen für die beiden.«

»Mrs. Hudson ist schwanger und ich weiß nicht, was sie ihr angetan haben«, lasse ich sie wissen.

Sie nicken, während einer von ihnen schnell in sein Funkgerät spricht.

»Sie sind vorläufig festgenommen, Miss Rowland«, vernehme ich einen der anderen Cops, die bei Cleo stehen.

»Was? Nein! Ich habe doch nichts getan!«, kreischt sie.

»Sie haben das Recht zu schweigen. Alles, was Sie sagen, kann und wird vor Gericht gegen Sie verwendet«, belehrt man sie, woraufhin sie ihre Gegenwehr aufgibt.

Meine Sicht schwindet, mir wird schwarz vor Augen und ich kann mich nicht länger auf den Knien halten. Mit Abby im Arm sinke ich zur Seite.

***

ABIGAIL

Als ich aufwache, ist die Umgebung fremd. Steril, weiß, und es riecht nach Desinfektionsmitteln. »O Gott«, stoße ich aus und lege meine Hände auf meinen Bauch.

»Hallo, Mrs. Hudson, wie geht's Ihnen?«, erkundigt sich eine helle Frauenstimme.

Ich sehe mich um. »Wo bin ich?« Panik schwingt in meiner Stimme mit.

»Sie sind im Krankenhaus. Sie wurden überfallen und sind zur Beobachtung hier.«

»Was ist mit meinem Baby?«, hake ich nach.

»Dem geht's gut, aber Sie haben einige Hämatome am Oberkörper.«

Erleichtert atme ich auf und die blauen Flecken machen sich bemerkbar. Sie schmerzen. »Wo ist Ethan?«

»Wer?«

»Mr. Walker, er … Ist er hier?«, möchte ich wissen.

»Mr. Walker befindet sich im OP. Er wurde angeschossen.«

Ich schnappe nach Luft. »Wird er … es schaffen?«

»Das kann ich Ihnen nicht sagen. Sie wurden gemeinsam mit einem Silas Valentine eingeliefert, aber das ist schon alles, was ich weiß.«

Ich richte mich auf.

»Sie sollten liegen bleiben und sich schonen.«

»Ich muss zu ihm«, sage ich mit schwacher Stimme. »Er wollte mir sicher helfen und ist ins Kreuzfeuer geraten.«

»Mrs. Hudson, Sie müssen sich ausruhen. Denken Sie an Ihr Baby.«

Widerwillig gebe ich nach und lasse mich zurück aufs Kissen sinken. Wenn Ethan es nicht überlebt, bin ich wieder vollkommen allein. »Was ist mit Mr. Lacroix und meiner Schwester?«

»Es tut mir leid, von diesen Leuten weiß ich nichts.«

»Ist irgendjemand draußen?«

»Eine Jenda Valentine sitzt im Wartebereich«, erwidert sie.

»Können Sie sie bitte zu mir schicken?«, frage ich leise.

»Aber sicher, Mrs. Hudson.«

»Danke.«

Die Krankenschwester verlässt mein Zimmer. Die Tür lässt sie offen, sodass ich mitbekomme, wer über den Flur geht.

Kurze Zeit später kommt Jenda zu mir. »Hey.« Ihre Stimme zittert und sie hält mit einer Hand ihren runden Babybauch.

»Hey«, erwidere ich mit Tränen in den Augen. »Wie geht's Silas?«

»Sie sagen mir nichts.« Tränen verlassen ihre Augenwinkel. »Ich habe solche Angst, Abby.«

Ich lege meine Hand auf ihre, drücke sie sanft. »Er wird's schaffen.«

»Ich hoffe es. Ich weiß nicht, ob ich es allein mit Cole und dem Baby schaffe.«

Ich ziehe die Nase hoch. »Du wirst es nicht allein schaffen müssen. Ethan und Silas sind muskulöse, sportliche Männer, die werden schon nicht sterben.«

»Alex war auch muskulös und sportlich«, gibt sie zu bedenken.

»Alex stand unter Drogen und hatte Pech.« Ich hole flatternd Luft. »Und wäre Cleo nicht gewesen, wäre es nie so weit gekommen.«

Sie nickt. »Und Gerard, er war es, der Silas angeschossen hat. Das habe ich mitbekommen, als man Cleo an mir vorbei geführt hat. Sie hat getobt, dass nicht sie, sondern Gerard geschossen hat.«

Wir unterhalten uns, geben uns Trost und immer wieder, wenn eine Schwester oder ein Arzt an meinem Zimmer vorbeilaufen, hält Jenda sie auf, um sich nach Ethan und Silas zu erkundigen. Ich weiß nicht, wie lange sie uns noch keine Infos geben, aber offiziell bin ich für die Ärzte Ethans Verlobte. Jenda meinte, dass ich auf andere Weise keine Informationen bekommen werde, weshalb ich das Spiel mitspiele.

***

Jenda sitzt seit Stunden bei mir, als die Krankenschwester, die sie hereingebeten hat, ins Zimmer kommt. »Mrs. Hudson, Mrs. Valentine, Ihre Männer wurden soeben auf die Aufwachstation gebracht.«

»Wie geht es ihnen?«, fragen wir im Chor.

»Den Umständen entsprechend. Die Kugeln wurden entfernt und beide sind stabil, aber wir müssen die Nacht abwarten.«

»Die Nacht ist fast vorbei«, gibt Jenda zu bedenken.

»Die nächsten zwölf Stunden zählen«, erwidert die Krankenschwester.

»Dürfen wir zu Ihnen?«, möchte ich wissen.

»Sobald sie auf Station sind, gebe ich Ihnen Bescheid, aber Sie sollten liegen bleiben, Mrs. Hudson, denken Sie an Ihr Baby«, entgegnet sie mit warmer Stimme.

Ich seufze schwer.

»Ich könnte Mrs. Hudson mit dem Rollstuhl zu Mr. Walker bringen, damit Sie ihn sieht.«

»Das muss ich mit dem Arzt besprechen, ich komme gleich noch mal zu Ihnen.«

Ich nicke und schaue ihr nach, als sie mein Zimmer verlässt.

»Es geht ihnen so weit gut«, wispert Jenda erleichtert.

Ich drücke wieder ihre Hand. »Die beiden haben Biss und werden uns sicher nicht so schnell allein lassen.«

Sie lächelt. »Ich gehe davon aus, dass Silas sich nicht wagt zu sterben, weil er genau weiß, dass ich ihn im Jenseits zusammenschlagen würde.«

Ich lache leise, weshalb sich die Hämatome einmal mehr bemerkbar machen. »Au.«

»Tut mir leid, ich wollte dich nicht zum Lachen bringen.«

»Schon okay, es ist bloß ein fieser Schmerz.«

»Verständlich.« Sie schnaubt. »Wirst du Cleo anzeigen?«

»Ich glaube, dass ich das gar nicht muss, sondern die Cops sie, ohne mein Zutun, dem Haftrichter vorführen werden.«

»Gerard ist tot«, sagt sie leise.

»Was?«, stoße ich aus.

»Ich bin den Sanitätern gefolgt, als sie Silas rausgebracht haben, da haben andere Gerard von einem verbeulten Auto gezogen«, erzählt sie weiter. »Er war blutüberströmt, ich gehe davon aus, dass entweder die Polizisten oder Cleo ihn erschossen hat.«

Ich nicke, aber meine Gedanken sind woanders. Obwohl Gerard ein Schwein war, ein richtig mieses sogar, hat er es nicht verdient, zu sterben. Ich gehe davon aus, dass er vom Dach gestürzt ist, aber warum? Vielleicht hat der oder die Schüsse, die ihn getroffen haben, bis zur Brüstung getrieben und er ist darüber gestolpert. Ich sollte nicht darüber nachdenken, denn dieser Mann hat mir das Glück, das ich mit Ethan gefunden habe, nicht gegönnt. Er hat mich getreten, immer wieder, und dabei keinerlei Rücksicht auf mein ungeborenes Kind genommen. Ich weiß nicht, was in ihn und Cleo gefahren ist. So eifersüchtig kann doch kein Mensch sein!

* * *

»Mrs. Hudson?«, fragt eine männliche Stimme.

»Ja?«, entgegne ich leise, da Jenda im Sessel sitzend eingeschlafen ist.

»Ihr Verlobter ist aufgewacht und fragt nach Ihnen.«

»Darf ich aufstehen?«, erkundige ich mich.

»Es wäre besser, wenn Sie in dem Rollstuhl, den Schwester Clara gleich bringt, Platz nehmen. Sie wird Sie auch zu ihm bringen.«

Ich deute zu Jenda. »Könnten Sie Mrs. Valentine wecken? Sie wird sicher wissen wollen, wie es ihrem Mann geht.«

Er nickt und tut, worum ich ihn gebeten habe.

»Ich möchte schlafen«, mault sie gedämpft.

»Mrs. Valentine, mein Name ist Dr. Leroux, ich bin der behandelnde Arzt Ihres Mannes«, raunt er ihr zu.

Sofort schlägt sie die Augen auf und schaut ihn an. »Wie geht es ihm?«

»Er ist aufgewacht und hat sofort nach Ihnen gefragt. Ihr Mann wurde gemeinsam mit Mr. Walker auf ein Zimmer gebracht. Schwester Clara wird Sie und Mrs. Hudson gleich zu ihnen bringen.«

»Danke, Doktor.« Sie steht auf und umarmt ihn so fest, dass er keucht. »Ich weiß wirklich nicht, wie ich Ihnen danken soll.«

»Sie müssen mir nicht danken, wir haben lediglich unsere Arbeit getan«, erwidert er mit warmer Stimme.

»Danke«, haucht sie noch einmal, löst sich von ihm und wischt die Tränen von ihren Wangen.

Dr. Leroux verabschiedet sich und wir warten gemeinsam auf die Krankenschwester, die uns zu Ethan und Silas bringen wird.

* * *

Zehn Minuten später sind wir mit der Krankenschwester unterwegs zu Ethan und Silas. Ich trage ein besonders heißes Exemplar von einem Krankenhaushemdchen, aber bin froh, dass Schwester Clara mir einen Kittel gegeben hat, den ich sofort übergezogen habe. Außerdem habe ich eine Decke auf dem Schoß liegen, damit mir nicht kalt wird.

Wir erreichen das Krankenzimmer der beiden. »Soll ich Sie reinbringen?«, erkundigt sich die Schwester.

Jenda schüttelt den Kopf. »Nein, ich schiebe Abby rein und bringe sie später zurück in ihr Zimmer.«

»Alles klar, danke, Mrs. Valentine.«

Als wir allein sind, öffnet Jenda die Tür und schiebt mich ins Krankenzimmer.

Ethan hat die Augen geschlossen, bloß Silas schaut zu uns. »Hey, ihr zwei«, sagt er leise.

Nachdem Jenda mich an Ethans Bett abgestellt hat, läuft sie zu ihm.

Ich drehe mich mit dem Rollstuhl ein wenig, sodass ich ihn auch ansehen kann, und lege meine Hand auf Ethans Finger, die unter meinen zucken.

»Ich bin so froh, dass du es geschafft hast.« Sie setzt sich auf die Bettkante und legt ihre Stirn auf seine Schulter.

»So ein Bauchschuss ist zwar unangenehm, aber ich konnte dich doch nicht mit den Kindern allein lassen«, entgegnet er mit schwacher Stimme und legt seine Hand auf ihren Rücken. »Ich liebe dich, Jen.«

»Ich dich auch«, wispert sie.

Die beiden unterhalten sich leise, nachdem sie sich aufgerichtet hat. Mich binden sie in dieses Gespräch nicht ein, aber das verstehe ich. Meine Schwester ist schuld, dass die beiden Männer hier liegen, und ich bin es auch. Hätte ich mich nicht auf Alex eingelassen, hätte ich Gerard nie kennengelernt und auch Cleo nicht gegen mich aufgebracht. Jetzt sitzt meine Schwester im Gefängnis und Gerard ist tot. Es ist alles meine schuld.

»Hey«, raunt Ethan, weshalb ich zu ihm schaue. »Wie … fühlst du dich?«

»Hm«, stoße ich mit Tränen in den Augen aus. »Sicher besser, als du dich gerade fühlst.«

»Und dem Baby?«

»Dem geht's auch gut«, erwidere ich flüsternd.

»Komm her«, verlangt er müde. »Leg dich zu mir.«

»Wo bist du verletzt?«

»Linke Schulter, aber ich hab schon Schlimmeres überstanden.«

Ich hebe eine Augenbraue, dennoch stehe ich aus dem Rollstuhl auf und lege mich an seine rechte Seite. Silas liegt im vorderen Bett und Jenda hatte mich zwischen den beiden Männern abgestellt.

»So gefällt es mir besser«, flüstert er mir zu, als er seinen Arm um mich schließt.

»Das ist alles meine Schuld.«

»Nein, das ist es nicht. Cleo und Gerard sind schuld, aber nicht du.«

»Sehe ich auch so«, stimmt Silas lauter zu. »Die beiden sind verrückt geworden und haben ihre Handlungen selbst zu verantworten.«

»Gerard ist tot«, erzählt Jenda leise.

»Ich weiß, ich habe gesehen, wie er abgestürzt ist«, sagt Ethan.

Ich lege meinen Kopf auf seine Brust, weshalb er zischt, doch schiebt er mich nicht weg. Mit geschlossenen Augen versuche ich, den Abend einigermaßen zu verarbeiten, aber ich glaube, diesmal werde ich es nicht allein schaffen. Seit Jahren verfolgen mich Albträume, die mich um den Schlaf bringen. Jetzt muss ich mir helfen lassen.

»Abby?«, raunt Ethan.

Ich hebe den Blick, um ihn ansehen zu können.

»Du müsstest dich etwas aufrichten.«

Sofort tue ich es. Vermutlich tue ich ihm weh, weshalb ich mich von ihm lösen muss.

»Ich weiß, das geht viel zu schnell, aber wir werden Eltern, deine Schwester hat mich mit einer Waffe bedroht und ein Irrer hat mich angeschossen, aber ich verlange von dir, dass du mich heiratest.«

Überrascht sehe ich ihn an und bevor ich antworten kann, stürmt Caden ins Zimmer. »Meine Güte, was machst du denn für Sachen, Ethan!« Er klingt mehr erleichtert als aufgebracht.

»Hab gedacht, es ist die Erfahrung wert«, erwidert Ethan lächelnd. »Aber du hast Abby gerade unterbrochen.« Er schaut mich wieder an. »Was wolltest du sagen?«

»Eher fragen.«

»Dann frag.«

»Du verlangst es?«

»Ja.« Er nickt gewichtig. »Ich liebe dich und du liebst mich, warum sollen wir warten?« Er seufzt. »Ich habe zwar gerade keinen Ring, aber ich schwöre dir, ich werde dir den größten Klunker von New Orleans an den Finger stecken, wenn du Ja sagst.«

Ich verziehe meine Lippen zu einem Lächeln. »Ethan, ich … glaube nicht, dass du dich lebenslänglich an mich binden willst.«

»Abby, sag Ja, verdammt, der Mann liebt dich!«, mischen sich Silas und Jenda ein.

Ich schaue zu den beiden, anschließend wieder zu Ethan.

»Was sagst du?«

»Wir überstürzen die Hochzeit nicht, okay?«

Er grinst. »Wir werden sehen.« Ethan legt seine rechte Hand in meinen Nacken und zieht mich zu sich. Er sieht mir in die Augen, bevor er mich sanft küsst.

***

ETHAN

Zwei Monate später

»Herzlichen Glückwunsch, Mr. und Mrs. Walker«, sagt Abbys Frauenarzt. »Sie bekommen ein kleines Mädchen.«

Ich schaue Abby lächelnd an, sie erwidert meinen Blick überrascht. »Ein Mädchen.«

»Ein Mädchen«, wiederholt sie ehrfürchtig. »O Gott, ich kann kein Mädchen bekommen, ich bin doch auch kein typisches Mädchen gewesen.«

»Seit wann müssen Mädchen typisch sein? Untypische Mädchen finde ich viel besser, als ein kleines Prinzesschen, das jeden Wunsch erfüllt kriegt.«

Abby atmet auf. »Ein Mädchen«, wiederholt sie erneut und seufzt. »Wow.«

Ich lache leise. »Du wirst dich an den Gedanken gewöhnen.«

Daraufhin nickt sie hektisch. »Das hoffe ich.«

»Ich habe noch zwei Ultraschallfotos für Sie ausgedruckt«, sagt ihr Frauenarzt und reicht sie mir.

»Danke, Doktor«, entgegne ich.

»Sie dürfen sich wieder anziehen, Mrs. Walker.«

Es ist immer noch ungewohnt, dass Abby seit drei Wochen mit Mrs. Walker angesprochen wird, aber nachdem ich aus dem Krankenhaus entlassen wurde und wir ein Haus am Stadtrand gekauft haben, haben wir nicht mehr warten wollen. Anfangs wollte sie die Hochzeit möglichst weit hinausschieben, doch urplötzlich konnte es für sie nicht schnell genug gehen. Die Gents waren anwesend, Jenda ebenfalls, ihre Eltern und sogar Alex' Eltern waren dabei, da Abby sie immer noch als ihre Familie betrachtet, obwohl sie sich damals überworfen haben. Inzwischen sind die Wogen geglättet und sie versteht sich wieder mit den Hudsons. Die beiden freuen sich, dass wir Eltern werden, und haben darum gebeten, dabei sein zu dürfen, weil Abby wie eine Tochter für sie ist. Ich kann nicht bestreiten, dass ich vor einem Dreivierteljahr nicht damit gerechnet habe, jetzt schon verheiratet zu sein und Vater zu werden, aber es kommt immer anders, als man denkt.

Möglicherweise haben wir es überstürzt und werden scheitern, aber darüber möchte ich mir noch keine Gedanken machen. Das Glück überwiegt derzeit nicht nur in meinem Leben, sondern auch Abby ist glücklich. Jener Abend, an dem Cleo sie angegriffen hat, macht sie zwar immer noch fertig, aber sie hat sich eine Psychologin gesucht, die ihr zweimal pro Woche zuhört. Wenn sie nicht gerade dort ist, versuche ich, so gut ich kann zu helfen. Ich denke, wenn wir uns weiterhin alles sagen, was uns belastet, werden wir es irgendwie schaffen, die Schatten der Vergangenheit hinter uns zu lassen.

Jetzt werden wir Eltern, na ja, nicht jetzt, aber bald, und ich freue mich darauf, die Kleine in meinen Armen zu halten.

Mit den Gents läuft es gut. Ich habe Gerards Part übernommen und wir sind nicht mehr nur auf den Jazz fixiert. Gerard bestand damals darauf, dass die Band sich nur diesem Genre zuwendet, jetzt, da wir gleichberechtigt entscheiden, sieht das Ganze etwas anders aus. Die Band war damals schon ein aufgehender Stern, inzwischen wurden wir zu einem Vorspielen eingeladen, das in sechs Wochen stattfinden soll. Ich bin gespannt, was daraus wird, denn ich wollte mit meiner Musik immer zu Ruhm gelangen. Vielleicht wird es etwas, wenn nicht, dann arbeiten wir eben weiter an uns. Der Verdienst, den wir jetzt einstreichen, ist auch nicht schlecht und wir können allesamt davon leben, obwohl wir dementsprechend viele Auftritte absolvieren müssen. Niemand sagte, dass es leicht wird, aber jeder sagt, dass es das wert ist. Ich hoffe, dass es so bleibt, denn mittlerweile ist es mir möglich, dass ich meine Schulden abtrage. Abby hatte angeboten, es zu übernehmen, da sie eine Menge Ersparnisse hat, außerdem hat sie ziemlich viel Geld mit verschiedenen Anlagen gemacht, aber ich möchte nicht, dass sie meine Schulden tilgt. Das Haus haben wir gemeinsam gekauft, obwohl nur sie es bezahlt hat, bestand sie darauf, dass auch ich im Kaufvertrag stehe, damit ich mich deshalb nicht schlecht fühle.

Wie kann man diese Frau nicht lieben?

***

Inzwischen sind wir zu Hause und Abby hält Farbmuster in den Händen. »Wenn es ein Mädchen wird, werden wir die Wände trotzdem nicht rosa streichen«, sagt sie entschieden, während sie verschiedene Karten mit Pastelltönen an die Wand hält.

»Ist gebongt«, entgegne ich amüsiert.

»Wie findest du die hier?«

Ich sehe mir das Grün an und schüttle den Kopf. »Es ist ein Baby, kein Laubfrosch.«

»Und das?« Nun hält sie die sonnengelbe Karte an die Wand.

»Gefällt mir schon besser, ist aber auch noch nicht das Wahre.«

»Und das hier?« Nun hält sie ein Pastellgrün an die Wand.

»Könntest du dich etwas von den Grüntönen entfernen?«, hake ich lachend nach.

»Okay, ich hab's, Pfirsich. Ich finde die Farbe toll.« Sie sucht die Karte raus und hält sie an die weiße Wand. »Wie gefällt es dir?«

Ich lächle sie an. »Pfirsich finde ich gut.«

»Okay.« Sie grinst zufrieden.

»Ich hoffe nur, dass du nicht wieder eine andere Farbe willst, ich will das Zimmer kein drittes Mal streichen.«

»Das Beige sah aus wie eine Mischung aus Bierkotze und Durchfall«, mault sie. »Und ich will mein Kind nicht in einem Paradies aus Farben von Ausscheidungen schlafen lassen.«

Es bricht aus mir heraus. Ich lache Tränen. »Du bist unmöglich.«

»Nein, ich bin schwanger, das heißt, dass ich voller Hormone bin, und meine Meinung im Minutentakt ändern darf«, kontert sie amüsiert.

Kopfschüttelnd gehe ich zu ihr und küsse ihre Lippen. »Ich weiß.«

Abby legt ihre Arme um meinen Hals und intensiviert den Kuss. Sie seufzt, als meine Zunge in ihren Mund eindringt und ihre umspielt.

Vorsichtig dränge ich sie gegen die Wand und schiebe meine Hände auf ihren Hintern, drücke leicht zu, was sie aufstöhnen lässt.

»Nicht hier«, wispert sie. »Das ist das … Kinderzimmer.«

Daraufhin hebe ich sie hoch und trage sie auf den Flur, von dort aus weiter in unser Schlafzimmer, in dem bereits die kleine Wiege, die Caden uns geschenkt hat, steht. Behutsam lege ich sie aufs Bett und streichle ihre Wange, als ich über ihr bin. Meine Lippen streifen ihre, während sich meine Finger an ihrer Tunika zu schaffen machen. Langsam ziehe ich sie hoch, entblöße ihren leicht gewölbten Bauch und streichle ihn.

Abby rutscht unter mir hin und her. »Sorry«, sagt sie leise, als ich sie fragend ansehe.

»Was ist los?«

Sie greift in ihren Rücken und fördert einen Greifling in Form eines kleinen Löwen zutage. »Der hat mir gegen die Wirbelsäule gedrückt.«

Meine Mundwinkel zucken, bevor ich lächle. »Du legst den ganzen Krempel ständig ins Bett.«

»Ich hatte es bloß hier abgelegt, weil du vorhin die Wiege aufgebaut hast.«

»Und in der Wiege hat das Ding genau *was* zu suchen?«

Sie nickt gewichtig. »Das Baby braucht doch etwas zum Spielen.«

»Am Anfang wird es fast nur schlafen, Abby.«

»Später aber nicht mehr.«

»Deshalb muss es aber nicht ab dem ersten Tag dort drin liegen.«

Sie kichert. »Es tut mir leid.«

»Muss es nicht.« Ich nehme ihr den Greifling aus der Hand und werfe ihn gezielt in die Wiege. Anschließend lege ich meine Lippen auf ihre.

Abby stemmt sich gegen mich, nimmt Schwung und wir drehen uns, sodass sie rittlings auf mir sitzt. Sie beendet den Kuss, richtet sich auf und befreit sich von ihrer Tunika.

Ich betrachte sie selig, streife mit den Fingerspitzen ihren Bauch und unter den Cups ihres BHs entlang, bis ich in ihren Rücken fasse, um diesen zu öffnen. Als ich ihre runden Brüste entblößt habe, richte ich mich ebenfalls auf. Meine Zungenspitze kreist um ihren rosigen Nippel, sie stöhnt leise und dieser kleine Ton sorgt für ein gottverdammtes Ziehen in meinem Schwanz. Sie öffnet mein Hemd und schiebt es über meine Schultern. Nacheinander ziehe ich meine Arme raus und lasse es achtlos unter mir liegen. Ich schiebe meine Hände in ihren Rücken und drehe mich mit ihr, sodass sie wieder unter mir liegt. Ich stelle mich vors Bett und befreie sie von ihrer Jeans, die sie inzwischen nicht mehr zu bekommt. Warum sie keine Umstandshosen tragen will, ist mir ein Rätsel, aber ich habe es aufgegeben, mit ihr darüber zu diskutieren.

Wenig später haben wir uns unserer Kleidung vollständig entledigt. Ich streichle Abbys Körper, sie meinen, unsere Lippen berühren sich sanft, als ich in sie eindringe. Ihre Enge umschließt meinen Schwanz fest, was mich leise stöhnen lässt. Sie ist lauter und kneift einen Moment lang die Augen zu. Vorsichtig bewege ich mich tiefer in sie, ziehe mich zurück, bloß, um dann wieder langsam in sie zu dringen.

Seufzend streichelt sie meine Wange, während sie mir ihr Becken entgegen hebt. Als sie ihren Mund zu einem weiteren Stöhnen öffnet, stupse ich mit meiner ihre Zungenspitze an. Ich umspiele sie leidenschaftlich, sie erwidert es. Abby schlingt ihre Beine um meine Hüften, was es mir ermöglicht, tiefer in sie einzudringen. Sie keucht, als ich mich vollständig in ihr versenke. Immer wieder drückt sie mit dem Fuß gegen meinen Hintern, als wolle sie, dass ich fester in sie stoße, doch möchte ich den Moment auskosten.

»Halt dich nicht zurück, es kann nichts passieren«, fordert sie schließlich, nachdem sie den Kuss beendet hat.

Ich sehe sie einen Augenblick ruhig an, dann beschleunige ich meine Stöße. Mein Becken trifft fester auf ihres, was ein leises Klatschen verursacht. Sie wird lauter, umschlingt mich fester mit ihren Beinen und geht ins Hohlkreuz. Ich nutze die Gelegenheit, neige den Kopf und verrenke mich ein wenig, um mich um ihren Nippel zu kümmern. Zwischen meinen Lippen richtet er sich steil auf, sie zuckt, wann immer ich ihn mit der Zungenspitze anstupse, und bewegt sich mir schneller entgegen. Ich liebe es, dass sie derzeit so viel Sex will, auch wenn ich langsam nicht mehr weiß, wie lange ich das noch durchhalte.

Wir schaukeln uns immer höher, bis sie mit einem spitzen Schrei kommt. Noch ein paar Mal dränge ich mich in sie, kämpfe gegen ihre zuckende Enge an und schließlich finde auch ich Erlösung. Atemlos lege ich meine Stirn in das Tal zwischen ihren Brüsten.

Abby streicht durch mein dunkelbraunes Haar, während meine Fingerspitzen mit ihren ebenfalls dunkelbraunen Locken spielen. »Oh Mann.«

Ich richte mich auf. »Hm?«

»Nichts, alles gut«, sagt sie lächelnd.

Als ich einen Kuss auf ihre Lippen hauche, streichelt sie meinen Rücken. »Ich liebe dich.«

»Ich liebe dich auch«, wispert sie und seufzt.

Nachdem ich mich von ihr gelöst habe, gehen wir gemeinsam ins Bad, um uns zu waschen.

* * *

Abby steht nach einer gemeinsamen Dusche nur im Handtuch vor mir, ihre langen nassen Haare kämmt sie gerade, doch flucht sie, weil sie sich so sehr verknotet haben.

»Soll ich dir helfen?«

»Bevor ich mir zu viele Haare ausreiße, ja.« Sie überlässt mir den Kamm.

Ich stelle mich hinter sie, betrachte sie im Spiegel, anschließend nehme ich eine Strähne in meine Hände und fange an, vorsichtig den Kamm hindurch zu ziehen. »Möchtest du essen gehen oder kochen?«

»Dein Bruder und die anderen kommen doch nachher vorbei«, antwortet sie.

Ich hebe den Blick und sehe ihrer Reflexion in die Augen. »Ich dachte, das wäre morgen.«

Abby schüttelt den Kopf. »Nein, wir haben es auf heute vorgezogen, weil ihr morgen den Auftritt habt.«

»Oh«, stoße ich aus. »Das hab ich ganz vergessen.«

»Dafür hast du ja mich«, kontert sie grinsend.

»Bis die Schwangerendemenz einsetzt«, murmle ich, als ich mich weiter um ihre verknoteten Haarsträhnen kümmere.

»Ich bin immer noch der Überzeugung, dass diese Schwangerendemenz ein Mythos ist«, meint Abby und cremt ihr Gesicht ein. Sie hält seufzend inne. »Meinst du, ich könnte die Narbe lasern lassen?«

»Könntest du sicher, aber das wird unangenehm.«

»Warum meinst du das?«, möchte sie wissen.

»Sie sitzt in deinem Gesicht und ich bezweifle, dass du scharf auf die Schmerzen bist, wenn die Hitze, die so ein Laser auslöst, auf deine Wange trifft«, erwidere ich nachdenklich.

»Vorher würde ich mich sowieso beraten lassen.«

»Fühlst du dich so schlecht mit ihr?«, hake ich nach, als ich innehalte.

»Na ja, schon ein wenig.«

Ich beuge mich etwas vor und küsse ihre Wange. »Ob mit oder ohne Narbe, du bist wunderschön.«

»Aber alle schauen darauf, wenn sie mich sehen.«

»Sie schauen nicht deine Narbe an, sondern die wunderschöne Frau, die du bist.«

»Mit einer monströsen Narbe«, beharrt sie.

Ich seufze schwer. »Abby, während der Schwangerschaft wird kein Arzt diese Behandlung machen, also hast du noch genug Zeit darüber nachzudenken, und egal, wie du dich entscheidest, ich stehe hinter dir.«

Sie lächelt mein Spiegelbild an. »Danke dir.«

»Du sollst mir nicht für etwas danken, was selbstverständlich ist.«

Abby nickt.

***

Zwei Stunden später sind meine Kollegen mit ihren Frauen und Kindern zu Besuch, auf meinen Bruder warten wir noch, da er noch etwas besorgen wollte. Ich stehe am Grill, kümmere mich um die Steaks, während Abby und Jenda, die ihr Baby inzwischen bekommen hat, im Haus sind, um Salate und Brot zuzubereiten. Meiner Meinung nach hätte das Fleisch gereicht, aber Abby bestand auf eine Beilage.

Die Männer sind mit Getränken versorgt, ich habe ebenfalls ein Bier in der Hand und wir feiern unsere kleine Einweihungsparty.

»Hey, Kleiner«, sagt Caden gut gelaunt, als er zu mir an den Grill kommt, und klopft mir auf die Schulter.

»Hey«, erwidere ich und umarme ihn brüderlich. »Wo warst du denn so lange?«

»Ich habe noch etwas für deine Frau besorgt.«

»Und was?«, hake ich irritiert nach.

»Siehst du gleich.«

Ich hebe eine Augenbraue. »Ich hasse Überraschungen.«

»Tja, Abby hat darauf bestanden, dass ich den Mund halte, anderenfalls lässt sie neue Karten, auf denen nur Fast Food steht, für mein Restaurant drucken. Glaub mir, ich bin nicht scharf darauf, denn deine Frau ist ziemlich schnell und ich würde nicht mitbekommen, wie sie die Speisekarten austauscht«, sagt er lachend.

Ich stimme mit ein. »So ist sie eben.«

Er nickt zustimmend. »Hättest du letztes Jahr damit gerechnet?«

»Womit?«

»Dass du Abby heiraten und Vater wirst.«

»Nein, keineswegs«, erwidere ich aufrichtig. »Als sie vor mir weggelaufen ist, ging ich wirklich nicht davon aus, dass es so weit kommt.«

»Weil du sie bloß flachlegen wolltest?«, hakt er nach.

Ich winke ab. »Nein, die Absicht hatte ich bei ihr nie. Ich habe mich sofort für sie interessiert.«

»Auf jeden Fall bin ich stolz auf dich.«

Irritiert sehe ich meinen älteren Bruder an. »Wie meinst du das?«

»Du hast einer Frau, die sich vor ihrem Leben versteckt hat, geholfen, es wieder zu genießen, und machst sie glücklich.«

Das Lächeln erscheint automatisch auf meinen Lippen. »Und sie macht mich glücklich.«

»Ihr beide habt es verdient.« Caden klopft mir auf die Schulter. »So und jetzt lass den Mann mit Ahnung an den Grill, damit wir gleich keine Schuhsohlen essen müssen.«

Lachend überlasse ich ihm das Grillbesteck. »Denk dran, dass das Steak für Abby durchgegart sein muss.«

»Ist mir klar.«

Wir unterhalten uns noch ein wenig. Ich betrachte Abbys und meine Gäste, die sich angeregt miteinander unterhalten. Meine Frau, die aus dem Haus kommt, und glücklich wirkt. Wirklich aufrichtig glücklich. Ihr kleiner Babybauch zeichnet sich unter dem weißen Sommerkleid, das sie trägt, ab. Ich lege den Kopf schief, um sie zu betrachten.

Sie sieht mich, als sie den Salat, den sie mit nach draußen gebracht hat, auf dem Tisch abstellt. Abby schickt mir einen Kuss, ich tue so, als würde ich ihn auffangen.

* * *

Später am Abend sitzen wir gemeinsam am großen Gartentisch. Abby ist ins Haus verschwunden und ich habe keine Ahnung, was sie eigentlich treibt, aber da ich ihr nicht folgen soll, bin ich bei unseren Freunden geblieben. Seit sie weiß, dass allein Cleo für all das Unglück, das ihr damals widerfahren ist, verantwortlich war, kommt sie wieder besser mit meinen Bandkollegen klar. Damals ist sie ihnen aus dem Weg gegangen. Niemand hat es ihr verübelt, nachdem sie die ganze Geschichte erfahren haben.

Gerards Beerdigung hat niemand von uns besucht, nachdem er Silas und mich angeschossen und Abby bewusstlos getreten hat. Sie hatte einige blaue Flecken am Körper und im Gesicht, aber behauptet immer noch, dass unsere Schusswunden schlimmer waren. Ich denke, wir alle haben an diesem Abend unsere seelischen und physischen Verletzungen davongetragen, keine war schlimmer als die andere.

»Da kommt sie ja endlich«, sagt Jenda gut gelaunt. Die Kinder unserer Freunde haben wir im Gästezimmer hingelegt. Zwar liegen dort nun insgesamt vier Kinder auf der Schlafcouch, aber wir wollten sie nicht ins Wohnzimmer legen.

Ich hebe den Blick. Abby trägt einen Gitarrenkoffer, was mich sehr wundert. »Was hat sie nun schon wieder ausgeheckt?«

»Wart's ab«, erwidert mein Bruder lächelnd, als ich ihn fragend ansehe.

Neben mir kommt sie zum Stehen. Sie räuspert sich übertrieben, woraufhin alle ihre Aufmerksamkeit auf sie richten. »Könntest du aufstehen?«

»Klar.« Ich erhebe mich und schaue sie ruhig an.

Ein weiteres Räuspern. »Wir haben uns damals nichts zur Hochzeit geschenkt, was man eigentlich auch nicht macht, aber … deine Gitarre hat wirklich schon bessere Zeiten gesehen und deshalb habe ich gedacht, dass ich …« Sie bricht ab und reicht mir den Koffer. »Habe ich gedacht, dass du … Gott, vergiss es und schau in den Koffer.«

Ich lache leise. »Das hast du aber schön gesagt.« Anschließend beuge ich mich zu ihr und küsse ihre Wange. Ich hebe den Koffer auf den Stuhl, platziere ihn so, dass die Armlehnen ihn halten, dann öffne ich ihn. »Oh … Wow«, stoße ich beeindruckt aus, als ich die Gibson, die ich mir schon immer kaufen wollte, vor mir sehe.

»Caden sagte, dass du dir diese Gitarre wünschst.« Sie holt tief Luft. »Gefällt sie dir?«, fragt sie vorsichtig.

»Ob sie mir gefällt?«, hake ich nach, als ich das Instrument aus dem Koffer hole. »Ich liebe sie!« Ich ziehe Abby an mich und küsse sie stürmisch. »Danke, aber du hättest nicht so viel Geld ausgeben müssen.«

Sie winkt ab. »Ich habe Alex' Gitarre dagegen eingetauscht.«

Ich sehe sie überrascht an. »Du wolltest sie doch behalten.«

»Ich habe immer noch meine Erinnerungen.« Sie schenkt mir ein sanftes Lächeln. »Außerdem wollte er auch immer eine Gibson haben und hätte nichts dagegen gehabt.«

Ich küsse sie noch einmal. »Ich liebe dich.«

»Ich dich auch.«

»Welche ist es?«, erkundigt sich Jensen hinter mir.

Ich drehe mich um, zeige sie meinen Kollegen.

»Wow. Die Gibson Dark Vintage Natural«, stößt Bastien anerkennend aus. »Mit der habe ich auch schon geflirtet.«

Wir lachen. »Du spielst doch Posaune«, meint Abby perplex.

»Und kann auch Gitarre spielen.«

Ich zupfe an den Saiten und kann kaum fassen, dass ich diese Gitarre in meinen Händen halte. »Ich kann kaum in Worte fassen, wie sehr ich mich gerade freue.«

»Ich muss anmerken, dass du wohl die beste Ehefrau der Welt hast«, sagt Richard, der nicht liiert ist.

Daraufhin nicke ich zustimmend. »Ohne den anderen anwesenden Damen zu nahe treten zu wollen, aber ja, das glaube ich auch.«

Abby kichert und setzt sich wieder in den freien Stuhl neben mir. »Es ist mein Hochzeitsgeschenk und sie wird sich auszahlen, immerhin ist er für die Schlaflieder zuständig.«

»Darüber reden wir noch mal«, raune ich ihr zu, nachdem ich ebenfalls Platz genommen habe. Meine Finger bringen die Saiten immer wieder zum Schwingen.

»Wie wär's, wenn ihr etwas singt, früher habt ihr das auch gemacht«, sagt Abby.

Das muss vor meiner Zeit gewesen sein, aber ich finde ihren Vorschlag nicht schlecht.

»Alles klar«, erwidern meine Kollegen nacheinander und Jensen fängt an, auf seinen Beinen zu trommeln, womit er mir einen Rhythmus vorgibt.

Ich erkenne die Ballade genau, ich habe sie schon einmal für Abby gesungen, aber das ist lange her. Ich räuspere mich. »Ich glaube, mir fällt ein besseres Lied ein.«

Abby legt den Kopf schief, als ich die ersten Takte von *Yes, I will* von den Backstreet Boys spiele. Sie lächelt, während wir nacheinander anfangen, den Song zu singen. Sanft legt sie ihre Hand auf mein Bein. »Yes, I will«, haucht sie leise, als wir die letzte Strophe gesungen haben.

Ich beuge mich zu ihr. »Ich weiß immer noch nicht, was ich sagen soll.«

»Sag mir, dass du mich liebst«, wispert sie, kommt mir entgegen und stupst meine Nasenspitze mit ihrer an.

»Ich liebe dich.«

»Ich liebe dich auch.« Sie küsst mich sanft.

»Wow, Leute, nehmt euch ein Zimmer«, sagt mein Bruder amüsiert.

»Schnauze«, entgegne ich lachend, nachdem ich mich von meiner Frau gelöst habe.

* * *

Wir haben noch eine ganze Weile miteinander gesungen und ich möchte die Gibson kaum aus der Hand geben, doch Abby zwingt mich regelrecht dazu. Unsere Gäste sind inzwischen gegangen und wir allein im Garten. Abby trägt eine meiner Sweatjacken, hat sich zurückgelehnt und sieht mich im Schein der Gartenfackeln zufrieden an. »Wenn du jetzt nicht die Gitarre weglegst, hole ich die Kneifzange, um die Saiten zu zerstören.«

Sofort lege ich meine Hände auf die Saiten, um ihr Schwingen zu beenden, und verstaue die Gitarre im Koffer. »Komm zu mir.«

Abby steht auf und setzt sich auf meinen Schoß. »Wir sollten ins Bett gehen.«

Ich schließe meine Arme um sie und lehne mich mit ihr zurück. Gemeinsam schauen wir hinauf zu den Sternen. »Danke.«

»Wofür?«

»Für dein Herz.«

Sie seufzt verliebt, aber sagt nichts. Lediglich meine Hand ergreift sie.

»Und für deine Liebe.«

Daraufhin sieht sie mich an. »Ich muss dir danken. Du hast mich zurück ins Leben geholt.«

Ich schüttle den Kopf. »Wir haben es gemeinsam geschafft.«

»Damals dachte ich, dass ich nie mehr glücklich werden könnte. Du hast mir das Gegenteil bewiesen, Ethan.«

Ich streichle ihren Oberarm, während ich die zahlreichen Sterne über uns betrachte. »Damals dachte ich, dass du mich eher zum Teufel jagst, als mich jemals zu heiraten.«

»Nein, ich wollte bloß niemanden an mich heranlassen, weil ich Angst hatte, dass mir die Person wieder genommen wird.« Sie holt tief Luft. »Und Cleo und Gerard hätten es auch beinahe geschafft, dich mir zu nehmen.«

»Lass uns nicht mehr an die beiden denken.«

»Nächste Woche ist Cleos Verhandlung, da müssen wir aussagen.«

Ich nicke langsam. »Ich weiß. Hast du Angst?«

»Nein, aber ich würde ihr nur ungern begegnen.«

»Du weißt, dass du nicht in den Gerichtssaal musst, sondern auch vor den Anwälten und dem Richter aussagen kannst, immerhin bist du schwanger.«

»Schon, aber ich sollte ihr zeigen, dass sie es nicht geschafft hast, uns beide zu zerstören«, erwidert sie flüsternd.

Ich küsse ihre Stirn. »Lass uns erst daran denken, wenn es so weit ist. Jetzt möchte ich den Moment genießen und die Sterne mit dir betrachten.«

»Du weißt, dass du auch so kleine Dinge wunderschön machen kannst, hm?«

»Ich weiß, dass mit dir jede noch so unwichtig erscheinende Sache wunderschön wird«, raune ich ihr zu.

»Charmeur.«

»Schönheit.«

Sie seufzt wieder wohlig und kuschelt sich enger an mich. Plötzlich zuckt sie zusammen. »Entweder wurde ich gerade getreten oder ich bekomme Blähungen«, stößt sie trocken aus.

Ich lache auf und lege meine Hand auf ihren Bauch. Ich spüre ebenfalls ein zartes Stupsen. »Ich denke, da übt jemand Fußballspielen.«

»Oder Kickboxen«, entgegnet sie überzeugt.

»Oder beides.«

»Wie möchtest du sie nennen?«, fragt sie leise.

Lange muss ich nicht darüber nachdenken. »Meine Mutter hieß Louisa und ich finde den Namen schön.«

»Louisa Walker«, wispert sie. »Louisa Marie Walker«, sagt sie noch einmal etwas lauter.

»Mir gefällt er.«

»Mir auch. Also Louisa Marie Walker?«

Ich nicke. »Louisa Marie Walker«, stimme ich ihr zu.

Abby haucht einen Kuss auf meinen Hals.

***

EPILOG
ABIGAIL

Ein Jahr später

Ich lehne mit der Schulter gegen den Türrahmen des Kinderzimmers, während ich Ethan, der Louisa auf der Brust liegen hat und selbst auch schläft, betrachte. Meine Lippen zeichnen ein sanftes Lächeln. Ich will mich nicht räuspern, denn dank der Koliken haben wir drei kaum geschlafen. Die beiden nun so entspannt zu sehen, ist toll.

Leise schleiche ich ins Kinderzimmer, in das Ethan sich mit Louisa zurückgezogen hat, damit ich schlafen kann, und nehme die Wolldecke von der Kommode. Vorsichtig decke ich die beiden zu.

»Hey«, flüstert er. »Du solltest doch schlafen.«

»Ich weiß, aber nachdem du nicht mit Louisa zurückgekommen bist, musste ich einfach nach euch sehen.«

Er gähnt. »Ich bin so unfassbar müde.«

Ich streichle Ethans Wange. »Ich übernehme, wenn du willst.«

»Nein, du hast nicht mehr geschlafen, seit ich gestern Morgen aus dem Haus bin.«

»Ethan, ich komme mit wenig Schlaf aus.«

Daraufhin schüttelt er den Kopf.

Seufzend nehme ich Louisa von seiner Brust und lege sie an meine. »Komm, da sie schläft, sollten wir es ausnutzen und uns auch hinlegen.«

»Na gut.« Mühsam steht er auf und wankt aus dem Kinderzimmer.

Ich muss mich bemühen, nicht zu lachen, damit ich die Kleine nicht wecke, als ich ihm folge. Ein paar Mal wirkt es so, als würde er stehen bleiben und an die Wand gelehnt schlafen wollen. »Geh weiter«, verlange ich flüsternd, um Louisa nicht zu wecken.

Wenig später liegen wir im Bett. Ich habe die Kleine auf meiner Brust, wo sie selig schläft. Sanft streichle ich ihren Rücken mit der rechten, während Ethan meine linke Hand hält. Mittlerweile ist er unheimlich oft unterwegs. Seit dem Vorspielen beim Produzenten, um genau zu sein. Die Jungs haben einen Plattenvertrag bekommen und sind momentan viel auf Promotouren, weshalb er selten zu Hause ist. Er fehlt mir und manchmal, wenn Louisa zu viel schreit, bin ich vollkommen überfordert. Wenn ich es ihm erzähle, bricht er die Zelte ab und kommt nach Hause, was aber das Management verärgert. Aus dem Grund erzähle ich ihm kaum noch, wenn ich überfordert bin, sondern melde mich bei Jenda, die mir dann zu Hilfe eilt. Ich bin froh, dass sie und ich wieder Kontakt haben, es erleichtert so unglaublich viel. Meine Eltern besuchen uns auch gelegentlich, aber meine Mutter ist eine unheimliche Klugscheißerin, weshalb ich sie nicht mehr frage, wenn ich Antworten brauche.

»Wie ist es gelaufen?«

»Hm?«, mache ich leise.

»Wie kamst du letzte Woche ohne mich zurecht?«, möchte er wissen.

»Es hat alles geklappt, auch wenn ich manchmal das Handtuch werfen wollte, weil ich sie nicht beruhigen konnte«, erwidere ich.

»Warum hast du mich nicht angerufen?«

»Weil du zu oft einfach nach Hause gekommen bist, obwohl eure Tour noch nicht vorbei war. Ich möchte nicht, dass ihr meinetwegen Ärger bekommt.«

»Ich bin Vater und habe es gerade so in den Kreißsaal geschafft. Dass ich meine Tochter aufwachsen sehen will, ist doch wohl verständlich, und dass ich dir helfen will, noch verständlicher«, entgegnet er.

»Ethan, Jenda hat mir geholfen und sie wird nicht so panisch wie du, wenn ich mal nicht weiß, was zu tun ist. Ich habe Hilfe, warum soll ich dich dann zurück nach Hause pfeifen?«

»Weil ich Louisas Dad bin«, sagt er im Brustton der Überzeugung.

Ich schmunzle. »Okay, was hältst du davon, wenn wir dich beim nächsten Mal einfach begleiten? Wir warten dann im Hotel auf dich und du musst nicht immer den nächsten Flug buchen, um nach Hause zu kommen.«

»Die Idee gefällt mir.«

»Mir auch.«

»Wir sollten schlafen, bevor Madame wieder um sechs Alarm schlägt.«

»Du hast recht«, stimme ich wispernd zu.

Ethan beugt sich zu mir und haucht einen sanften Kuss auf meine Lippen. »Ich liebe dich, Abby.«

»Ich liebe dich auch.« Ich stupse seine Nasenspitze mit meiner an und halte weiter seine Hand fest.

Vor gut zwei Jahren hätte ich es nicht geglaubt, wenn mir jemand gesagt hätte, dass ich mich wieder verliebe. Nach dem Unfall dachte ich, dass mein Herz zu Stein geworden ist, weil ich so viel durchmachen musste. Meine eigene Schwester hat meinen ersten Ehemann auf dem Gewissen, mich wollte sie auch umbringen, doch kam Ethan mir zur Hilfe. Seit sie zu viermal lebenslänglicher Haft verurteilt wurde, habe ich sie nicht mehr gesehen. Wir gingen davon aus, dass der Richter drastischer urteilt, aber zum Glück hat er es nicht getan und Cleo entging so der Todesstrafe. Zwar besuche ich sie nicht mehr und blocke auch jeden Kontaktversuch ab, aber meine Eltern erzählen immer wieder mal von ihr. Sie bereut wohl, was sie getan hat, aber das kann ich nicht glauben. Cleo hatte Alex' Tod und auch meinen sowie den meines damals ungeborenen Kindes in Kauf genommen. Und dann auch noch der spätere Vorfall auf dem Dach des Hotels, in dem damals die Charity Gala stattfand.

Silas und Ethan haben im Gerichtssaal ausgesagt, ich wurde im Richterzimmer befragt, damit man mich nicht zu sehr aufregt. Bei der Urteilsverkündung war ich allerdings anwesend, um Cleo dabei in die Augen zu schauen. Immer wieder rief sie mir zu, dass es meine Schuld sei, dass es so weit gekommen ist. Sie zeigte keinerlei Reue, beschimpfte mich und auch Ethan wüst, weshalb wir den Sitzungssaal sehr schnell verlassen hatten. Cleo weiß, dass sie Tante geworden ist, und meine Eltern haben ihr Fotos von Louisa gezeigt, aber ich habe keinen Kontakt zu meiner Schwester aufgenommen. Ich möchte mit meiner kleinen Familie in Ruhe leben, statt mir Gedanken über Cleo machen zu müssen.

Kopfschüttelnd verwerfe ich die Gedanken an meiner Schwester und betrachte Louisa im schwachen Schein der Nachttischlampe. Ich kann noch nicht einschlafen, aber darüber rege ich mich nicht auf, sondern genieße die Nähe zu meiner Tochter. Sie hat dunkelbraunes Haar wie Ethan und ich, schon bei ihrer Geburt hätte ich ihr einen Zopf machen können, weil es so lang war.

Obwohl in der Vergangenheit so viel passiert ist, bin ich froh, dass ich Ethan gefunden habe. Na ja, dass er mich gefunden hat. Ohne ihn säße ich immer noch in Apartment 2B und würde mein Leben verfluchen. Er hat mich zurück ins Leben geholt, wofür ich ihm dankbar bin, außerdem hat er mir das kostbarste aller Geschenke gemacht. Und das liegt nun selig schlafend auf meiner Brust.

Es gibt nichts Besseres auf Erden als die Seele zu finden, mit der man verbunden ist. Ethan und ich haben diese Verbindung. Er sagt immer, dass sich Seelen, die zusammengehören, erkennen. Nicht daran, wie sie aussehen, sondern an ihren Gefühlen. Seine hat meine erkannt und sie aus der Dunkelheit befreit.

Ich habe festgestellt, dass es niemals auf das Happy End ankommt, sondern auf den Weg dorthin. Der war zwar holprig, aber im Nachhinein betrachtet, bin ich froh, dass wir ihn gegangen sind. Wenn uns heute jemand Steine in den Weg legt, klettern wir drauf, springen runter und feiern das Leben in all seiner Pracht.

ENDE

DANKSAGUNG

Liebe Leserin, lieber Leser,

Danke, dass Du dieses Buch gekauft hast. Abbys und Ethans Geschichte bedeutet mir viel, da ich damit einen Verlust verarbeitet habe. Es hat mir viel abverlangt, sie zu schreiben.

Ich würde mich freuen, wenn Du auf Amazon, Lovelybooks, oder einer ähnlichen Seite Dein Feedback hinterlassen würdest. Nur so erfahre ich, ob Dir die Geschichte gefallen hat.

Vielen Dank für Deine Treue und ich hoffe, Du bleibst mir noch lange als Leserin oder Leser erhalten.

Außerdem möchte ich mich bei meiner Familie, die mir immer den Rücken stärkt, bedanken. Ich bin froh, dass ihr mich nicht verurteilt, wenn ich mich in mein Arbeitszimmer zurückziehe und wie eine Wilde schreibe. Ihr seid die Besten.

Danke auch an meinen Mann, der mein Fels in der Brandung ist. Du bist mit mir durch so viele Höhen und Tiefen gegangen; gute und schlechte Zeiten haben wir durchgemacht, aber uns nie unterkriegen lassen. Danke, dass Du mir die Kraft gibst, die ich brauche, wenn ich glaube, den Weg aus den Augen verloren zu haben. Du bist einzigartig und ich liebe Dich und unsere Söhne mit jeder Faser meines Herzens.

Also dann, trag immer ein bisschen Jugend in Dir!

XOXO

Drucie

ÜBER DIE AUTORIN

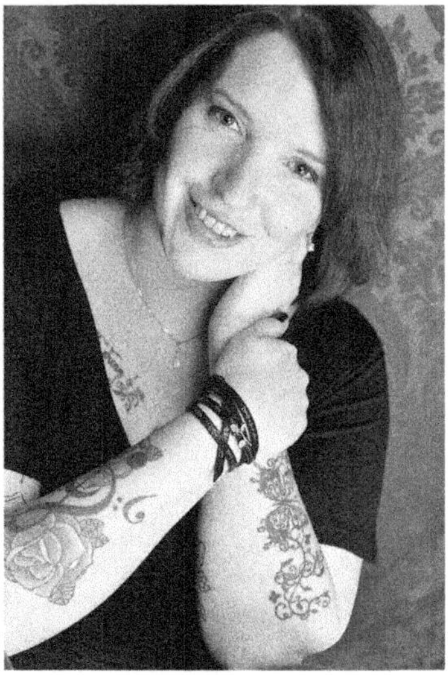

Drucie Anne Taylor wurde 1987 als jüngstes von vier Kindern in Köln geboren. Gemeinsam mit ihrer Familie lebt sie immer noch in der Stadt am Rhein. Nach ihrer Ausbildung im Einzelhandel kehrte sie diesem aufgrund der Geburt ihres ersten Kindes den Rücken zu.

Schon in ihrer Jugend entdeckte sie die Liebe zum Schreiben, weshalb sich heute noch viele Manuskripte in dunklen, seither nie wieder geöffneten Schubladen verbergen. Wenn sie nicht gerade schreibt, besucht sie gern Musicals oder sieht sich mit Vorliebe Musical-, Liebes- oder Horrorfilme an, sie erkennt diesen Widerspruch selbst - ihr größtes Fandom ist jedoch die Serie „Supernatural" –, oder erkundet gemeinsam mit ihrer Familie die große weite Welt.

Zum Schreiben braucht sie nur wenige Dinge: Latte Macchiato, Musik oder Lärm, da sie sich bei absoluter Ruhe nicht konzentrieren kann, Salzstangen und genug Papier, um sich weitere Ideen zu notieren.

www.drucieannetaylor.de
drucie@drucieannetaylor.de

WEITERE WERKE DER AUTORIN

Sobre reyes y reinas
El Rey: König der Nacht
La Reina: Königin der Nacht

Standalones
hashtag: #love
Special Unit Love (Coral Gables Serie Outtake)
Nights within Stardust
Hold me tight
Far from perfect
Gentlemen's Squad: What a night

Hartman Inc.
The Contract
The Business
The Love

His Royal Highness
Dacre
Nicholas
His Royal Highness - Sammelband

Die Coral Gables Serie
Rough: Raue Versuchung
Avery: Sinnliches Verlangen
Priest: Prickelndes Begehren
Nathaniel: Vertraute Liebe
Thierry: Verzweifelte Sehnsucht
Draven: Rockige Leidenschaft
When she arrives
Anson: Gefährliche Begierde
Callum: Sehnsüchtiges Prickeln
A Rough Christmas (Kurzgeschichte)

Garrett: Brennende Seelen
Kliv: Verräterische Sinnlichkeit
Vincent: Lehrende Herzen
Clayton: Gespaltene Gefühle
Sky: Geliebte Schatten
Beau: Verführerisches Verlangen Teil 1 & 2 sowie als Sammelband erhältlich

Die Hamptons Serie

Gavin: Pure Leidenschaft
Alexis: Liebende Noten
Azer: Chaotisches Laster
Mike: Verführerische Sinne
Our Rocking Christmas (Kurzgeschichte)

Die Heart vs. Head Serie

Addicted to Ridge
Addicted to Thorn
Addicted to Dax
Addicted to Trace
Addicted to Chase
Addicted to Misha
Addicted to Oren
Addicted to Crush

McBannon Brothers

Logan: Ein Sommer auf der McBannon Ranch
Demnächst: Liev: Ein Herbst auf der McBannon Ranch

Die Darling Serie

Goodbye, Darling
Hello, Darling

WEITERE WERKE DER AUTORIN

Sobre reyes y reinas
El Rey: König der Nacht
La Reina: Königin der Nacht

Standalones
hashtag: #love
Special Unit Love (Coral Gables Serie Outtake)
Nights within Stardust
Hold me tight
Far from perfect
Gentlemen's Squad: What a night

Hartman Inc.
The Contract
The Business
The Love

His Royal Highness
Dacre
Nicholas
His Royal Highness - Sammelband

Die Coral Gables Serie
Rough: Raue Versuchung
Avery: Sinnliches Verlangen
Priest: Prickelndes Begehren
Nathaniel: Vertraute Liebe
Thierry: Verzweifelte Sehnsucht
Draven: Rockige Leidenschaft
When she arrives
Anson: Gefährliche Begierde
Callum: Sehnsüchtiges Prickeln
A Rough Christmas (Kurzgeschichte)